内藤知佐子＋高橋聖子＋高橋平徳 著

13の実践レシピで解説！

看護を教える人が 発問 と 応答 の スキルを磨く本

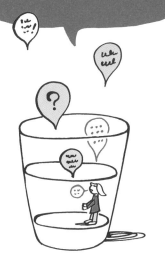

医学書院

13の実践レシピで解説！

看護を教える人が発問と応答のスキルを磨く本

発　行　2023 年 2 月 15 日　第 1 版第 1 刷ⓒ

著　者　内藤知佐子・高橋聖子・高橋平徳

発行者　株式会社　医学書院

　　　　代表取締役　金原　俊

　　　　〒113-8719　東京都文京区本郷 1-28-23

　　　　電話　03-3817-5600(社内案内)

印刷・製本　三美印刷

発問と応答

　私たちは先に『看護教育実践シリーズ 5 体験学習の展開』（医学書院）という本を書きました。そこでは、体験学習の理論的背景、計画と準備、そしてシミュレーションや実習といったさまざまな学習活動における重要な視点と方法を示しましたが、今回はより具体的な学生との関わり方に焦点を当てています。

　この本では、「発問」と「応答」という言葉で、学生との関わり方の多くを捉えています。発問というのは、教員からの投げかけ、問いかけです。学生たちにより深く考えてもらうために、教員から**意識的にアプローチ**をすることです。一方、応答というのは、教員の受け答えです。学生の発言や意見、考えを、**まずは受け止め、それに対して反応を返すこと**です。

　私たちは、学生への直接的な教育に、また、学生が自分自身で学ぶために、この発問と応答という教員の関わり方がとても大切だと考えています。それは、実習や演習といった体験学習の場面ではもちろんのこと、講義や授業外での何気ない会話においても同様です。

これまでの展開

「発問」は、看護教育（看護職養成教育）のなかでも近年重要視されてきました。また、看護教育以外の分野でも、コーチングや 1 on 1

ミーティングの文脈で問いかけが注目され、多くの本が出版されています。このように、発問については教育学、とくに初等中等教育において研究・実践が積み重ねられています。

　一方、「応答」は、この本を書くにあたり、私たちの考えをうまく表現する言葉はないかと案出した言葉ですが、保育の分野では、以前から使われている用語のようです。「応答的環境」とか「応答的保育」といった言葉があり、それらは「子どもからの働きかけに対して、その想いを受け止めた返事（応答）をすることでつくられていく環境やその環境での保育」といった意味で使われています（宮原, 2004；横井, 吉弘, 2008）。その基本的な考え方は私たちと一致しているため、大いに参考にさせていただきました。

　本書は、主に看護師育成に携わる方に向けて書かれていますが、広く人材育成のために、この応答という考え、つまり、受け止め、答える（応える）ことの重要性を強く訴えたいという思いから、応答という言葉を発問と並べ、本のタイトルに入れてあります。

応答への思い

　なぜ私たちが、この応答というものを重要視するかについてもう少し説明をさせてください。

　そもそもこの本の企画は、発問に関する考察を深め、発問のスキルを高めてもらうためのものとして始まりました。ですが、企画当初よりのコロナ禍で対面の授業ができず、遠隔での授業ばかりになったことで、大いに気づかされたことがありました。

　それは、相手の反応がなければとても不安になるということです。こちらが一生懸命喋っていても、遠隔でカメラがオフになっていれば、学生にどう思われているか分からない。そもそも聞いてくれているのか。また、研修や会議の場でも、発言に対する相手の反

応がないと、こんなにも不安なものかと。

　これを学生の側に立って考えると、教員から問われ一生懸命考えて返答しても、それに対して教員からの反応がない。これではあっているかどうか分からず、また、自分の発言がどう受け止められているかも分からず、大変不安だろうということです。

　自分が話し手になり、反応がないという状況に押し込まれ、<u>無反応の悪についてはっきり気づいた</u>のです。

　そして、発問という行為と同等に、学生が検討してきたことや、発言したことに対して、教員が受け止めて、反応を返すということがとても重要ではないかと思い至りました。

　応答という言葉は、教育・看護教育の世界では少々耳慣れない言葉かもしれませんが、すでに理論化されていることを学びながら、私たちが普段感じていること、行っていることについて、意味づけを行い、原稿を書き上げていきました。

発問と応答で何を目指すか

　私たちは、発問と応答の両輪で、教員と学生、また、学生間の関係性をつくり、そこからより深い学びが生まれてくるのではないかと考えています。

　<u>問いかけることによって、まず深く幅広く考えてもらうことを促し、考えを受け止めることで学生の自己肯定感を高め、反応を返すことで学生自身が現状を確認し、学びが促される</u>ことを期待しています。

　また、発問と応答によるコミュニケーションのサイクルは、学びの促進のみならず、教員と学生との間、そしてクラス全体に、心理的安全性をもたらすのではないかと考えます。心理的安全性が確立されれば、学習はますます深まっていくはずです。

すぐに使える 13 の実践レシピ

本書は前半部分の「解説編」と後半部分の「実践編」の 2 部構成になっています。

「解説編」では、これまでの教育理論を引き合いに出しながら、私たちが考える発問と応答の意義と有効性を述べています。また、「実践編」では、看護教育の現場で実際に教鞭をとっている著者が、自らの体験に照らして、看護教員の皆さんが困っているであろうことの解決策を「すぐに使える 13 の実践レシピ」として、場面別にまとめています。

レシピのなかには、学生の心を揺さぶる具体的なフレーズや、行動のテクニックが随所に記されており、それらは明日からの授業に、また、今机の上にあるレポートの採点に、すぐに使っていただける内容になっています。

以上、本書が多くの学び続ける看護師誕生の一助になれば幸いに思います。

2023 年 1 月　高橋平徳

文献

- 宮原和子・宮原英種 (2004). 知的好奇心を育てる応答的保育. ナカニシヤ出版.
- 横井一之・吉弘淳一編 (2008). 子どもと保護者への効果的な「声かけ・応答」. 金芳堂.

13の実践レシピで磨く！

看護を教える人が発問と応答のスキルを磨く本

目次

第❷章 応答について ……………… 029

❶ 応答とは 029

❷ 応答と心理的安全性 031

❸ 応答の4つの要素 034

実習で輝かせるための支援
──放置しないこと、支援を怠らないこと ── 113

装画・イラスト…大高郁子

ブックデザイン…日向麻梨子（オフィスヒューガ）

なぜ、
発問と応答について
学ぶ必要があるのか

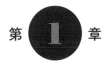

発問について

[高橋平徳]

1 発問とは

　発問とは「問い」を「発する」と書きます。本書では、本の主題であり、その扱いについて解説していく発問という行いを、「学生たちにより深く考えてもらうために、教員から問いかけること」と捉えます。**つまり、教員が学習者に対して行う、教育的な意図を持った問いの投げかけ**です。

　問いを投げかけることで、学生は興味を喚起したり、発想を広げたり、焦点化したり、思考を深めたりすることができます。そのことで、自分の感情に目を向けさせたり、思いを吐露させたり、まとまっていない考えを意識化させたりすることも可能になります。

人は問われれば考える——発問の必要性

　人は問われると考えます。逆に、問われなければ立ち止まることなく、話が流れていきがちです。

　また、教員が話していることを「確かにそうだな、なるほど」と思って聞いていても、何も問われずただ聞いているだけでは記憶に留まらず、頭から抜け落ちてしまうことが多くあります。教科書や、綺麗なスライドを見て、そのときは分かったつもりでも、実は頭に残っていないということもよくあります。

そこで、「問う」という作業（＝発問）が必要になります。少しでも頭にひっかかるように、説明していることが頭に残るように、考えないといけないポイントが学生自身で分かるように、「問う」のです。

そして、**問われ続け、問われることに慣れると、そのうち問われなくても自分で考えるようになります。**

まず、この自分自身で考えるという習慣を身につけてもらうために、教員は発問し続けていく必要があるのです。

学び続ける専門職

看護師というのは、**学び続ける専門職**と言われています（ショーン, 2007）。一人前の看護師としての思考力、判断力等を身につけてもらうには、教員からの一方的な教育や指導では不十分で、一人一人がそれぞれの頭で考える練習を重ねなくてはいけません。

そのために教員は、発問により、自分の頭で考える機会をできるだけ多く提供し、考えることを習慣にしていく必要があります。それが、生涯に渡り学び続ける姿勢の生成につながっていきます。

看護師として考えてもらうための発問

学生たちは自分の頭で考えることを、「生活科」や「総合的な学習の時間」、また、「主体的・対話的で深い学び」といったこれまでの教育で、すでに経験してきているはずです。

ですが、「看護師として考える」ということは、初年度の看護学生にとっては、これまでにない新たな体験です。

人がある時点において持っている知識は、それまでの学習や経験の積み重ねによって得られたものです。そう考えると、看護についての学習や経験の積み重ねは、親や親戚、きょうだいが医療系の仕事をしているとか、自身や家族の通院や入院などで、看護師と深く

関わったことがなければ、基本的には得ることができていないはずです。

　つまり、大学や専門学校、看護師養成の高校で看護を学び始めるとき、多くの学生は看護師としての考え方のベースを身につけていないはずです。

　そこで教員には、発問により、看護師としての基本的なものの見方や考え方を学生に示す必要が出てきます。

　このように、発問には経験不足を補うという一面があり、経験が足りていない場合に、<u>見るべき視点と考える基本の枠組みを与え、学習を「ガイドする」</u>という役割があります。

　たとえば、「患者さんの表情はどう？」と、演習や実習のはじめに繰り返し問われれば、患者さんの表情を見ることが重要なのだと理解できるようになります。

　また、「呼吸の状態はどうだった？」と問われ続ければ、呼吸の状態を観察することはとても重要で、ベッドサイドに行ったとき、それを毎回確認することは看護師として当然のことだと理解できるようになるというわけです。

↘ 発問の答えについて❶ 教員が知っていることを問う

　ここまで、発問は学び続けるための習慣づけであり、経験不足を補い学習をガイドするものだと述べましたが、ここからは発問の答えについて考えていきます。

　まず発問の基本的な形として、教員が答えを知っていることを問いとして発する、というものがあります。

　たとえば、「これについてどう思いますか？」という発問は、教員は答えを知っていて、学生もそれを知っているかどうか探るために行っています。物事について意見が言えるかどうかは、それに関連する事柄を理解しているかどうかと重なるので、この発問によ

り、学生の知識の状態を把握することができます。

　また、「〜はどうですか、ほかに気づいたことはありますか」という発問は、そのほかにも気づくべき点がある、ということを教員は知りつつ尋ねています。

　このように、学習目標で示されるような事項の確認や、学生が身につけるべきことがはっきりしている場合は、**教員が知っていることを明確に伝え、それを覚えてもらうことを意識した発問**を行います。

↘ 発問の答えについて❷ 答えが明確でないことを問う

　上記のように、発問において、教員が答えを知っていることを聞くというのは一つの定義です。

　ですが、**教員自身が答えを知らなくても発問を行うという場面が、教育現場ではあり得ます**。

　それは、教員が答えを理解しないまま質問をするということではなく、教員自身もまだ明確な答えを見つけておらず、学生やほかの看護師とともに、これからも考え続けていきたいという問題を扱う場合です。

　医療・看護においては、すぐに答えが出ない、また、時代や地域などによって考え方が異なる、という問題が数多く存在します。

　たとえば、「よい看護とは何か」といった、信念やプロフェッショナリズムの形成について考えるためのものや、「延命治療を拒む患者とどう関わるか」という医療倫理について考えるものが該当するでしょう。

　答えはなくても、これからともに**看護師として働く者として、考え続けなければならない問題が存在すること、そしてその解決のために考え続ける姿勢が必要であること**を伝える手立てとしても、発問は存在しているのだと考えます。

❷ どんな場面で発問するのか──目的と方法

　発問は授業、演習、実習、個人的な指導、その他さまざまな場面で行われるものです。

　以下、目的と方法を示しながら、それぞれの場面で重要となる考え方について解説したいと思います。

↳ 授業における発問について

　授業中、教員は分かりやすく、かつうまく伝えようと一生懸命になります。ですが、どれだけうまく話しても、一方的に話しているだけでは、学生の頭からは抜けていってしまいます。

　そこで、**発問をして、学生に一度立ち止まってもらい、じっくり考えてもらうことが重要**になってきます。

　たとえば、「このように、現在では、患者中心の医療が重要視されています。でも、よくそう言われるけど、患者中心の医療って具体的には何でしょう？　どんなことだと思う？　みんな、ちょっと考えてみて」といった感じで、説明したことを発問によって、より具体的に考えてもらったりします。

　また、「これ何に使う機器だと思う？　ちょっと考えてみて」と白紙の状態で発問してから、「実はこれは～というもので、ここがこういう形になっているのは、～に使うためだから」と解説を加えていくやり方もあります。

　このとき、**クラス全体に向かって考えてもらいたいことを発問し、まずは個人で考えてもらい、次にそれを近くの人とペアになって共有し、最後に全体で共有する**、のように進めると、多くを記憶に留めることできます。

演習における発問について

演習における重要な発問として、「そもそも、なんでこんなことを演習でやるのか」という問いがあります。この発問を行う理由は、学ぶ目的とそれが将来どう役に立つのかが分かれば、**学習を自分へのメリットとして捉えることができ、学生の意欲が増す**からです。

教科書やプリントなどの教材に学習目標として「書かれているからやる」ではなくて、「どうしてこれをやらなくてはいけないのか、なぜ身につけないといけないのか」、そこを考えてもらいます。

このとき、教材を見てもらいながら、「なんでこういう学習目標が設定されているのか」という問い方をすれば、比較的楽にこの発問を行うことができます。

このほかに演習で有効な発問として、実際に手順通りにやってみたあとに、「どこが難しかったか」「どこが重要だと感じたか」を問い、自分で振り返りを行ってもらうものがあります。

これにより、**自分の苦手なところを自覚し練習につなげることや、優先度を考えることの大切さを知る**ことができます。

実習における発問について

実習中の体験は、学生にとって初めての体験であることが多いので、感想や気づきがなかなか言葉にできないことがよくあります。

そんなとき、**こまめな発問で、少しずつ「ガイド」をしていく**と、学生のなかにある感情や考えの表出を促すことができます。要するに、発問がリフレクションの支援になり、学生自身が省察を踏まえ、教訓を得て次につなげていく手助けとなります。

実習で今までの知識や経験を超えたものに遭遇し、学生がどうにかそれを乗り越えようとするとき、この「ガイド」としての発問がとても大切になると強く感じます。

3 発問の種類

↘ 発問に関する先行研究と書籍

　発問は、「授業中に生徒に対してなされる問いかけ」で、「学校の授業場面に独特の用語であり、授業の目的に即して、教材に対する子どもの思考活動を活性化させていくことを目的として行われる高度に戦略的な行為」（教育思想史学会, 2017）と言われるように、授業技法といった視点を軸に検討が重ねられてきました。

　近年とくに、「アクティブ・ラーニング」や「主体的・対話的で深い学び」といったキーワードでの授業改善が活発になされることによって、発問に注目が集まり、実践報告や事例研究も多く発表されています。

　また、小学校各教科の授業をテーマにした『子どもの力を引き出す新しい発問テクニック』（桔梗, 2012）や、道徳の授業をテーマにした『考え、議論する道徳をつくる新発問パターン大全集』（永田, 2019）、中学校理科の授業について、理論的根拠に基づき書かれた『発問フレームワークに依拠した理科授業の開発』（山岡, 2021）など、多くの発問に関する書籍が発行されています。

　また授業だけではなく、学級経営や保護者対応にまで活用範囲を広げた『「発問」する技術』（栗田, 2017）のような書籍もあります。

↘ 本書における発問の 6 つの分類

　こうした状況にある発問ですが、統一された分類や用語、具体例といったものは確立されておらず、分野や論者、書籍、論文によって表現のされ方はさまざまです。

　本書では、上記のような先行研究と書籍を参考にしながら、看護職養成教育に重要だと思える視点から、「導入」「展開」「まとめ」

表1　本書における発問の6つの分類

授業や 話し合いの流れ	導入	展開			まとめ
発問の種類	導入の 発問	発散させる 発問	収束の 発問	深化させる 発問	まとめの 発問
	運営のための発問				

という、授業や話し合い（デブリーフィングやカンファレンスなど）の流れに沿って、発問を6種類に分類しました（**表1**）。

　本書で考える6つの発問は、❶授業や話し合いの「導入」で用いる「導入の発問」、❷学生の思考を広げていくための「発散させる発問」、❸広がった思考から特に考えてもらいたいことに焦点化させるための「収束の発問」、❹より深く考えてもらうための「深化させる発問」、❺成果をまとめるための「まとめの発問」、❻授業や話し合いをマネジメントする「運営のための発問」です。

↘ 導入の発問

　授業や演習でのデブリーフィング、実習でのカンファレンスやリフレクション、ワークシートの記入など、どのような活動であってもまずは「導入」が必要です。

「導入」で、これまでの学習の振り返りや、今回の学習内容および到達目標についての説明があることで、学生たちは今からどんな学習にどのように取り組むのかを意識することができ、効果的に学習を進めることができます。

　授業の冒頭で、これまでの学習を振り返るときは、「前回どのような内容に取り組みましたか？」と記憶を呼び覚ます発問が有効です（記憶想起の発問）。

　また最初の授業で、学生の準備状況を確認したいときは、「○○について、これまでに聞いたことがありますか？」と発問すれば、

学生の知識の状態を探ることができます（診断的発問）。

　今回の学習内容を伝える際には、「これを見たことがあります
か？　何をする道具だと思いますか？」のように実物を見せ、興味
や関心を引きつけます（興味喚起の発問）。

　そして、学習内容を伝えるとともに「患者さんのために私たちに
はどんなことができるでしょうか？　今回はこのことを念頭に置い
て考えていきましょう」というような、今回の**授業や活動全体に流**
れるテーマを発問し（主発問）、目標を明確にすることで学習者の
意欲を高めます。

↘ 発散させる発問と収束の発問❶ サイクルを回す

　授業や話し合いが「導入」から「展開」の段階になると、発散と
収束の発問を活用し、学生の思考をさらに刺激していきます。この
とき、**発散と収束を1サイクルで終わらせるのではなく、このサイ**
クルを何度か繰り返して考えを深めていきます。

　たとえば、実習期間中にその日の終わりに行う、「今日の実習で
はどのようなことをしましたか？」という問いは、学生がさまざま
なことを思い出すための、発散させる発問です（活動想起の発問）。

　発散させる発問では、まず考えをどんどん出してもらい、思考を
広げていくことが重要です。「やったこと、感じたこと、気づいた
こと、なんでも思いついたことから話してみましょう、書いてみま
しょう」といったように投げかけます。

　ですが、なんでも自由にと言われると、逆になかなか言葉が出て
こなかったりします。そういうときには、収束の発問を使い、広
がった学生の思考を焦点化させていきます。

　「患者さんの話を聞いて、まずどう感じましたか？」「どんなこと
が一番大変だと思いましたか？」のように、「まず」や「一番」と
いう言葉で思考を焦点化し、言葉になりやすいようにします（思考

限定の発問）。

続けて、「患者さんはどんなことを言っていましたか？」「どんなふうに怒っていましたか？」のように、「どのように」の部分を問うことで、情報の整理を促します（情報整理の発問）。

この**情報整理を通じて、学生は考えるべきポイントに徐々に近づいていく**ことができます。このように情報を整理させることにより、学生の思考をガイドします。

そして、思考のポイントが絞られてきたら、次に「それは、具体的に言うとどうなりますか？」「患者さんは具体的にどんなことを言っていまたしたか？」のように具体的な内容を問い、ポイントそれぞれについての思考を再度発散させます（内容具体化の発問）。

そこからさらに、「なんでそう考えたのか聞かせてください」「患者さんはなんでそんなこと言っていたと思いますか？」というように再度焦点化を促し、思考をさらに深めます（根拠確認の発問）。

このように、発散と収束のサイクルを繰り返して、最終的には、**エビデンス（根拠）に基づいた思考や行動につながるようにガイドしていきます。**

↘ 発散させる発問と収束の発問❷ 学びの成果を意味づける

「まとめ」を意識した「展開」の終盤では、学習の成果を意識させるようにします。

「たくさんの考えが出ましたが、結局はどんなことが言えるでしょうか？」「プレゼンでは、どんなことを話して共有したらよいでしょうか？」と発問し（意味づけ促進の発問）、学びの成果を学生自身で意味づけることを促します。

こうした発散と収束のサイクル後半で行う、根拠確認や内容具体化、意味づけ促進の発問は、Walsh & Sattes（2010）によって、生徒の返答に対するフォローアップ発問として紹介されています。

フォローアップ発問のなかにはこのほかに、発表者の考えた道筋を確認する、というものもあるのですが、それについては第2章「応答について」で解説します（p.38の「確かめる」参照）。

➥ 深化させる発問❶　ゆさぶりにより思考を深化させる

「展開」から「まとめ」へ移行するにあたり、学びの成果の意味づけが不十分だと感じたときは、「なんでこういう結論に至ったのか、その過程を教えてくれませんか？」と、根拠確認の発問を行います。

　そして、それでもまだ不十分だと思えば、その意味づけにゆさぶりをかける、思考を深化させる発問を行っていきます。

　ゆさぶりは、思考が収束されて形になろうとしているときにあえて行うものですが、それは**思考をさらに深めるためで、壊すためのものではありません。**

　学生が一生懸命考えていることは尊重しつつ、「でもやっぱり皆さんを育てる立場である私には、こういうこと考えてもらいたい」という思いが学生に伝わるように、表情や言い方に気をつける必要があります。これは、コーチングの「提案」という概念と重なります。

➥ 深化させる発問❷　別の立場から考えさせる

　ゆさぶりが必要なとき、学生は自分の立場でしか考えていないことが多くあります。よって、そのようなときは、さまざまな立場や視点で考えるよう、「違う立場から見たらどう？」というようにガイドすることが必要です。

　そして、「本当にそれで大丈夫？」「ほかにも、こういう考え方があるんじゃない？」「もう少し見直すところはない？」「こういう点も考えたら、もっとよくなるんじゃない？」というように、学生が自身で出した答えを提案的に問い直し、もう一度深く考え直す機会

を与えることも教員に求められる姿勢です（提案的発問）。

このとき、ただこれじゃ足りない、というダメ出しをするのではなく、「こういうときにはどうするの？」「こういう場合にこれでうまくいく？」というような言葉づかいで学生に問い直します。

否定するのではなく、今までの話し合いを生かして、こういうところも考えてみてよ、と提案することで、学生は意欲を削がれることなく考えることを継続できます。

さらに言うと、演技をして、わざと反対意見を述べるという方法もあります。ですがこれは、学生との関係性が十分に構築されていないと、教員からの強いダメ出しに捉えられてしまい、意欲を失わせてしまう危険があります。行うときには注意が必要です。

↘ まとめの発問

いよいよ「まとめ」です。「まとめ」で、学習内容や学びの成果の確認がなされると、その授業での学習成果を定着させやすくなります。

「今日はどんなことをしましたか？」「今回の学習でどんなところが一番大事だと思いましたか？」と発問して内容を確認したり（学習内容確認の発問）、「自分で成長を感じることに、どんなことがありますか？」「どんなことが、次に生かせそうですか？」と成果を最終確認したりすることで、これまで発問を通して考えてきた学習成果が定着していきます（学習成果確認の発問）。

↘ 運営のための発問

最後に「運営」のための発問です。これは、「導入」「展開」「まとめ」のすべてにかかる発問で、授業や話し合いをマネジメントするための発問です。

たとえば、「今何をすればよいか、わかりますか？」であった

り、「まずは、何から取り組んでいきますか？」「役割は、全部でい
くつありましたか？」「役割分担はできましたか？」「チーム内で、
作業手順は共有できていますか？」といったような、学生たちが手
順や役割を理解できているかを確認する発問です。

　手順や役割を問われることで、学生は再度の確認を行い、迷いな
くワークに取り組むことができます。

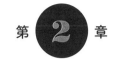

第 **2** 章

応答について

［高橋平徳］

１ 応答とは

　本書では、応答を、「学習者からの発言や意見、考えを受け止め、それに対して指導者が反応を返すこと」と捉えます。

　第１章では、学習者の行動を呼び起こす発問について解説しました。第２章では、学習者の考えを受け止め、反応を返すことで、学習者の肯定感を高め、さらに思考を深めたり、学習へのモチベーションを高めたりする、応答について解説します。

↘ 発問と応答による学習の循環

　応答の詳細に入る前に、発問と応答の関係性について整理しておきます。

　図1（p.30）にあるように、まず、指導者（教員）が学習者（学生）に発問を行います。そして、指導者は学習者からの返答を受け、その返答に対して応答を行うという基本の流れがあります。

　指導者が発問し、学習者が返答、それに指導者が応答する、そして**必要があればまた発問する**というプロセスの繰り返しで、学習者の思考を深めていきます。

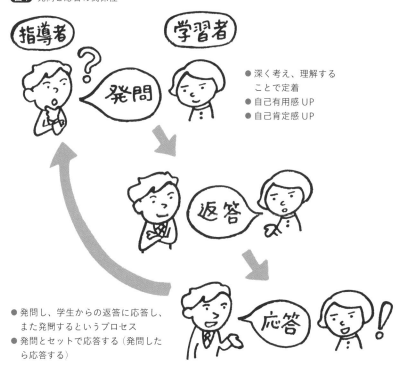

図1 発問と応答の関係性

指導者

学習者

発問

- 深く考え、理解する ことで定着
- 自己有用感 UP
- 自己肯定感 UP

返答

応答

- 発問し、学生からの返答に応答し、 また発問するというプロセス
- 発問とセットで応答する（発問した ら応答する）

問いっぱなしでは不十分

　学習者は指導者の発問に対して、自分なりに考えを巡らせた上で返答をしています。そして、返答に対して応答があることで、学習者は自分の返答が正しかったかどうかが分かり、また、考えたことがきちんと受け止められたかどうかを知ることができます。

　つまり**指導者からの応答により**、学習者は考えたことがあっていたという**自己有用感**や、考えたことがきちんと受け止められたという**自己肯定感を、高めていく**ことができると考えます。

　一方で、応答がないと、考えたことが間違っていたと勘違いしたり、意見が流されているように感じ徒労感が生まれ、考えることに嫌気がさしたりします。

学習者は指導者の反応を見ています。発問したのであれば、必ず
応答が必要です。

↘ 反応があれば、人は嬉しい

「はじめに」でも述べましたが、誰かに向かって話をしていると
き、相手がどう思っているか分からないと、とても不安になりま
す。それは話し慣れている教員であっても同様です。ましてや学生
は、学びの途中なので、「この答えであっているかな……」「先生た
ちは自分のことをどう評価しているのだろう……」と、周りの反応
に敏感になっています。

　後ほど詳しく触れますが、応答には、「待つ」「聴く」「確かめる」
「返す」という4つの要素があり、相手からこうした<u>丁寧な反応が
あると、素直に嬉しいという気持ちになるもの</u>です。

② 応答と心理的安全性

↘ 応答で心理的安全性をつくる

　学習者の気持ちをほぐし、学習を循環させると同時に、肯定感を
高める応答は、「心理的安全性」を生み出したり、高めたりするこ
とができると考えます。

　エイミー・C・エドモンドソン（2012，翻訳2021）は、「チームの
心理的安全性とは、チームのなかで対人関係におけるリスクをとっ
ても大丈夫だ、というチームメンバーに共有される信念のこと」と
定義しています。

　また、<u>心理的安全性が確保されているチームでは、非難や拒絶の
不安がなく発言でき、皆が肯定感を持ちながら自分らしくいられる</u>

と述べています。

⬎ 心理的に「非」安全であるとは

　心理的安全性を妨げる対人関係のリスクをエドモンドソンは、「無知」「無能」「邪魔」「否定的」だと整理しています。「無知」だと思われたくないから質問しない、相談しない。「無能」だと思われたくないから、ミスを隠し、自分の考えを言わない。「邪魔」だと思われたくないから、必要でも助けを求めず、妥協する。「否定的」だと思われたくないから、議論せず、率直な意見を言わない、としています。

　そして、このような**心理的に「非」安全な職場では、いつの間にかメンバーは必要なことでも行動しなくなってしまう**と、石井（2020）は指摘しています。

⬎ 教育現場における心理的安全性

　心理的安全性は、主に職場環境やチーム活動に関するテーマとして研究が進められていますが、指導者と学習者の関係についても同様のことが言えると考えます。

　学校では指導者（教員）と学習者（学生）は評価者と被評価者の関係でもあるので、普段から適切に応答されていないと、非難や拒絶の不安から、いくら発問しても学生は答えてくれなくなります。

⬎ 心理的安全性のつくり方

　こうした心理的安全性をつくるための行動として、❶話しやすさ、❷助け合い、❸挑戦、❹新奇歓迎の４つが挙げられています（石井，2020）（**表2**）。

　これらはメンバー全員に求められる行動で、まず、❶話しやすさをつくるために、相手の話を聞く、あいづちを打つ、目を見て肯定

表2 心理的安全性をつくるための行動

❶話しやすさ	❷助け合い	❸挑戦	❹新奇歓迎
話す、聞く、あいづちを打つ、報告する、目を見て報告を聞く、雑談する、報告という行動自体を（内容とは切り分けて）褒める	相談する、相談に乗る、問題を見つける、自分1人では対応できないことを認める、トラブルを楽しむ、ピンチをチャンスに変えるアイデアを出し合う、解決のためのアイデアを広く募る、個人ではなくチームの成果を考える	挑戦する、機会をつかむ、機会をつくる・与える、試す、実験する、模索する、仮説検証、改善する、工夫をする、新しいことをする、変化を歓迎する、世の中・顧客の変化に直面する、挑戦自体を褒め歓迎する、失敗を歓迎する、現実のフィードバックを受け入れる、常識を疑う	個性を発揮する、個性を歓迎する、強みに応じて役割を与える、常識に固執しない、ステレオタイプを避け本人の行動を見る、月並みを拒否する、批判を一時脇に置く、自分自身のものの見方をフラットに共有する・される、違いをよい悪いではなくただ違いとして認める

石井遼介（2020）. 心理的安全性のつくりかた.
日本能率協会マネジメントセンター. p93-94 より作成.

的に捉える、という行動が重要であると言われています。

　そして、❷助け合い、❸挑戦、❹新奇歓迎も、まずは❶の話しやすさがベースになっています。

　指導者と学習者の間で、発問とのよいスパイラルを形成するための応答ですが、それと同時に両者の関係性の基盤となる「心理的安全性」の形成にも一役買うのです。そして、それは指導者の承認の姿勢によってもたらされます。

↴ 応答の前提となる姿勢 —— 承認

　応答において前提となる姿勢は、承認です。学習者の返答内容を受け止め、否定せず、その内容に至った学習者の考え方や努力、そして**学習者そのものを認めることが前提**となります。

　発問に対して、予期していない答えが返ってくることはよくあります。そういうとき、「それは間違っている」や「そういう答えが欲しいんじゃない」という言葉、あるいは、表情を険しくしたり、ため息をつくというような態度で応答してしまうと、学習者は拒否

されたと瞬時に感じます。すると自分の感覚、考え、意見をのびのびと発言できなくなり、発問とのよいスパイラルの形成は望めません。

　求めている答えが返ってこなかったときは、言葉を変えて再度発問を行う、あるいは「なるほど、そういうことが言いたかったのね」「確かにそういう考えもあるかもね」と承認し、「こういうところをもう少し考えるとよくなると思う」のように、提案も加えながらやりとりを継続していくとよいでしょう。

　どれだけ巧みに発問しても、学生が発した返答に対して教員がきちんと応答しなければ、学生はそれ以上考えてはくれません。「間違ったことを言ってしまったかな」「先生の求める答えが言えなかったかな」と萎縮し、学びにつながる気づきがあっても、それを吐露することができなくなってしまいます。

　また、十分な答えが返ってきたら、それを褒めるという応答をすることで、学生は安心し、自らを肯定することができます。

　内容が足りない、あるいはもう少し分かりやすく話して欲しいと感じたなら、応答し、あらためて発問することで、学生の学びを深めることを目指します。たとえ1回で正解に辿り着かなくても、再度の発問によって学習が深められるのであれば、学生は肯定感を得られるはずです。

3 応答の4つの要素

　応答には、「待つ」「聴く」「確かめる」「返す」という4つの要素があると考えます。

　ここで、「要素」という言葉を用い、応答の「種類」としていないのは、応答の要素が発問の種類（p.22）に対応するものではない

表3 発問の種類と応答の要素

授業や 話し合いの流れ	導入	展開			まとめ
発問の種類	導入の 発問	発散させる 発問	収束の 発問	深化させる 発問	まとめの 発問
	運営のための発問				
応答の要素	待つ　聴く　確かめる　返す				

という理由からです。

　つまり、導入の発問をした際は、「待つ」という応答をすればよいとか、収束の発問をしたときは、「確かめる」という応答をすればよい、というものではなく、どのような発問をしたときにも、4つの要素すべてで応答する必要があるということです。

「待つ」「聴く」「確かめる」「返す」のどれか一つが欠けても応答にはならないと考えます。待たずに返す、聴かずに返す、聴いて確かめたけど返さない、ということでは、心理的安全性を確保し、学習者の肯定感を高めたり、気づきを促したり、考えを整理したりすることはできないと思います。

　第1章の「発問の種類」で、授業や活動の「導入」「展開」「まとめ」の段階ごとに、よく使用される発問について整理しました（p.22）。ですが、応答は「導入」「展開「まとめ」のすべての段階で、4つの要素を組み合わせて行われるものと考えます（**表3**）。

➜ 待つ

● **考えるための時間**　一つ目の「待つ」は、文字通り相手の返答を待つということです。発問したら、まずは学習者からの返答を待ちましょう。Walsh & Sattes（2010）による QUILT のフレームワークのステージ3では、発問後に3〜5秒の待ち時間（ウェイトタイム）をとることを奨励しています（山岡，2016）。

発問したとき、**指導者は答えを知っているので、早く答えて欲しいという気持ちになる**とは思いますが、待つという行為は大事です。

　また、待つことができず、立て続けに問い続けると、尋問のようになってしまうことがあります。そうすると、学習者は「間違っているから、何度も聞かれているんだ」と感じ、そこで思考を停止してしまいます。

　あるいは、指導者が求めている答えを類推して、自分の気持ちや、自分の頭で考えたことではないことを、返答するようになってしまいます。

● **発言の非言語的促進**　考えるための時間を与えたけれど、それでも発言が出ないという場合は、発言を促進するための支援を行います。

　「私は今、あなたのためにここいるから」「話す準備ができるまで、待っているから」という気持ちが伝わるように、**体の向きや相手との距離を変えたり、目線を適度に合わせたりしながら**、相手の発言を促します。

　そして、話が始まったら、うなずいたり、共感の表情を見せたり、話を続けるようにジェスチャーを交えたりしながら、さらに発言を促していきます。

　こうした非言語的な応答を行うことで、聴こうとしているという思いが伝わり、相手も一生懸命しゃべろうとしてくれるでしょう。

　ですが、こうした非言語的な促進を行っても、まだ発言が出ない場合は、言語を使って直接的に促します。以下、言語を用いた発言の促進について、参考として、いくつか紹介しておきます。

参考：言語を用いた発言の促進

　ヒント：「最近やったことだよ」や、「朝起きたらやることだよ」のよ

うに、記憶を辿ったり、経験を思い出させるヒントを出したりすると、「あ、それでいいんだ！」と確信が持て、スラスラと返答が出てくることがあります。

選択肢：「たとえば、こういうものもあるし、こういう考え方もあるよね。私も、いくつか思いついたけど、どれがあなたの感じたことに近いかな？」のように、いくつか例を示し、学習者が選択をしながら思考を進めるようなアプローチです。

前向きな脱線：「皆さん、考え込んでいますが、何か気になっていることがありそうですね？　そうであれば、まずはそこから考えてみましょうか？」と、本題からいったん脱線することで、停滞が解消することがあります。

自己開示：「私がはじめて実習に行ったとき、実はこんなことがありました」と、指導者が自己開示をしてしまうという方法です。自己開示をすることによって、学習者は指導者に親近感を持ち、発言しやすくなることがあります。ただ、あまりにプライベートな自己開示を行うと学習者は困惑するので、授業や活動の内容に関連した自己開示に留める必要があります。

● **相手に任せる**　グループワークなどで指導者がその場にいると、自由に話せない雰囲気が生まれることがあります。そういうときは、「私はちょっと席を外すので、皆さんだけで 10 分間考えてみてください」のように、学習者にその場を任せてしまうというやり方もあります。

その際、注意しなければならないのが、学習者が何について考えるのかをきちんと理解できているかです。何をするか分からないの

に放置されては、より困惑してしまいます。

↳ 聴く

● **傾聴**　ここでの「聴く」は、「傾聴」そのものなので、看護職の方々には、改めて説明するようなことではないかもしれません。患者さんやご家族に行っている傾聴を、学習者との間でも行うということです。

　相手を評価することや、相手を納得させることを目的として、耳を傾けるのではなく、言葉で表現されていることの真の意味や、言葉の裏に隠されている感情、言葉だけでなく表情や口調、動作から感じられる情報も含めて、話し手を全人的に理解しようとする聴き方を実践してください。

● **ペーシング**　相手にペースを合わせながら聴く、ペーシングという方法もあります。姿勢や目線に気を配ると同時に、**話すテンポや言葉づかいを相手に合わせる**ことで、相手の発言を促せると言われています（松本，2017）。

　楽しい話ならスピーディーに会話をつなぎ、悲しい話なら、ゆっくりと話の中身を噛み締めるようにします。このとき、悲しい話に対しては、「分かります、分かります」と早く返さないほうがよいという「楽速悲遅の法則」も参考になります（松本，2017）。

　言葉づかいについては、たとえば「お手洗い」という言葉を使う人に対して、「便所」とは言わずに、同じ「お手洗い」という言葉を使ったほうがよいというものです（松本，2017）。

↳ 確かめる

　学習者の返答に対して、真意を確かめることが必要だと考えます。**学習者は学習の途上にあるので、専門的には誤った言葉で、自分**

<u>の考えを表してしまう</u>ことがあります。そのようなときは、言葉通りに評価するのではなく、「あなたの言いたいことは、こういうことなの？」という確認が必要ではないでしょうか。

　Walsh & Sattes (2010) では、発表者の考えた道筋を確認する、「ということですか？」「ということですね？」というフォローアップの例が示されています (山岡, 2016)。本書での応答の「確かめる」は、これと同様のことを意味します。

　また本書では、川村・星 (2021) の看護の治療的コミュニケーションも参考にして、「確かめる」の方法を、「言い換え」「合意的確認」「明確化」という3つにまとめました。

● **言い換え**　これは、話をまとめて違う言葉で言い換えて、相手に確認するというやり方です。「なるほど、○○ということなんですね」「あなたの気持ちはこうだったということですね」のように、話を要約し、話の内容や、そのときの気持ちを確かめます。

　<u>要約し言い換えをするには、しっかりと相手の話を聴いておく必要があり</u>、的確に言い換えをしてもらえたら、学習者も「あ、しっかりと聴いてくれている」「そうそう、そういうことを言いたかったんです」と反応し、次の発言をしてくれます。

● **合意的確認**　「私が言い換えてまとめたことは、これであっていますか」と、学習者に確認することです。一致していればそれで合意が確認できますが、学習者が「ちょっと違います。こういうことが言いたいんです」と合意されなければ、「じゃあこういうこと？」と<u>コミュニケーションを続け、真意に近づけていきます</u>。

● **明確化**　より突っ込んで発言の意図を確認することです。たとえば、「うんうん、では、迷っているのはAについてのこと？　Bに

ついてのこと？　どっち？」というように、不明な点を明確にして確かめるやり方です。

　これによって指導者と学習者のテーマの食い違いを防止します。ただ、いきなり明確化を行ったり、明確化を強く出し過ぎたりすると、本当はそれ以外のことを考えていても、指導者に示されたものに対し「そうだ」と答えてしまうおそれがあります。

　明確化は、相手の真意を見極めながら、「うんうん」と相手を肯定する姿勢で行う必要があります。

↘ 返す

　最後は「返す」です。そもそも人間のマナーとして、こちらが発問し、それについて返答してくれているので、当然何かしらの反応を返さなければ、とは思います。

　その「返す」を細かく見ると、「あいづち」「感謝」「賞賛」「共感」「フィードバック」などがあります。

● あいづち　あいづちは、相手の話を肯定し、語りを促します。「うんうん」「なるほど、なるほど」とあいづちをされることで、「あ、聴いてくれている」「興味があるんだ」「この調子で話していいんだ」と思い、ついつい話し過ぎることもあるかと思います。それほどあいづちは有効なのです。

表4 あいづちの５段活用

- あー、そうなんだ！
- いやあ、ひどいね
- うわー、そんなことって
- ええっ、それはないでしょ
- おおっ、さすが！

松本（2017）では、あいづちの5段活用が紹介されています（**表4**）。

● **感謝**　返答してくれたこと、それ自体に感謝の言葉を返すことも大切です。それが、どのような返答であっても「話してくれてありがとう」「みんなの前で発表してくれてありがとう」「みんなで拍手〜！」といった言葉で感謝を表します。

　余裕がないと、これが抜けがちです。しっかりと意識しておきたいことです。

● **賞賛**　「すごい！ なるほど。面白いです」「よくそこに気づいてくれました、さすがです！」「なるほど、今まで私、そんなこと考えたことなかったです」といった褒め言葉での応答です。

　学生から学ぶことは、実際数多くあります。「なるほど、そんなことを思うのか」とか、「そうしたほうがいいかもな」とこちらの考えが広がることもよくあります。

　そう感じたときは、素直に認め、賞賛してください。学生も「そんなに褒めてもらえるなら一生懸命考えてよかった。自分の考えを伝えられてよかった」と、自己有用感を感じられます。

● **共感**　実習で大変だったことを話してくれたときなどに、「それは大変だったね」のように、学生の気持ちに寄り添った一言を返すようにします。そうすることで、「大変だったけど頑張ってよかった。大変だと思うことは、別に悪いことじゃないんだ」と、自己肯定感を高めることにつながります。

● **フィードバック**　どのような返答に対しても、返答してくれたことに感謝を伝え、返答内容が十分であれば、賞賛を伝えるのがよいこ

とを述べましたが、**もう一歩だったら改善点を返す**ことも必要です。

　もう少し考えて欲しいことを収束の発問として問い直す、あるいはヒントや選択肢を与えながら、具体的に「このあたりについて考えてもらうともっとよくなる」という言葉で、改善点を返します。

　このとき、頭ごなしに否定するのではなく、他の応答の要素を意識しながら改善点を提案すれば、学習者も「なるほど」と思い、考えることを続けてくれるはずです。

Column
教育とカウンセリング
──ロジャーズの3原則から眺めてみる

　「来談者中心療法」と呼ばれるカウンセリング理論を展開し、カウンセリングの大家と呼ばれる、米国の心理学者カール・ロジャーズは、「傾聴（積極的傾聴：Active Listening）」における、3つの要素を提唱しました。その3つの要素である「共感的理解」「無条件の肯定的関心」「自己一致」は、人間尊重の態度に基づくもので、教育の現場でも、積極的に取り入れられるべき考えではないでしょうか。

　1．共感的理解：相手の話を、相手の立場に立って、相手の気持ちに共感しながら理解しようとする。

　2．無条件の肯定的関心：相手の話を善悪の評価、好き嫌いの評価を入れずに聴く。相手の話を否定せず、なぜそのように考えるようになったのか、その背景に肯定的な関心を持って聴く。

　3．自己一致：聴き手が相手に対しても、自分に対しても真摯な態度で、話が分かりにくいときは分かりにくいことを伝え、真意を確認する。分からないことをそのままにしておくことはしない。

厚生労働省「こころの耳＜話を聴く〜積極的傾聴とは〜＞」
https://kokoro.mhlw.go.jp/listen_001/

解説編 文献

- エドモンドソン, A. C. (2018/2021). 野津智子 (訳), 恐れのない組織：「心理的安全性」が学習・イノベーション・成長をもたらす. 英治出版.
- 石井遼介 (2020). 心理的安全性のつくり方. 日本能率協会マネジメントセンター.
- 川村菜美子・星美和子 (2021). 看護の治療的コミュニケーションと心のケア：実践力を高めるワークブック. 大学教育出版.
- 桔梗友行 (2012). 子どもの力を引き出す新しい発問テクニック. ナツメ社.
- 栗田正行 (2017). 「発問」する技術：発問の基本ルール ASK の法則で、子どもの反応が驚くほど変わる！. 東洋館出版社.
- 教育思想史学会編 (2017). 教育思想事典 増補改訂版 (pp.628-629). 勁草書房.
- ショーン, D. A. (1983/2007). 柳沢昌一, 三輪建二 (訳), 省察的実践とは何か：プロフェッショナルの行為と思考. 鳳書房.
- 永田繁雄 (2019). しなやかな発問を生かして新時代の道徳授業をつくろう. 『道徳教育』編集部 (編), 考え、議論する道徳をつくる新発問パターン大全集. 明治図書.
- 松本幸夫 (2017). 人を動かす聞く力＆質問力. 三笠書房.
- 山岡武邦 (2021). 発問フレームワークに依拠した理科授業の開発. 風間書房.
- Walsh, J., & Sattes, B. (2010). Leading Through Quality Questioning: Creating Capacity, Commitment, and Community. Corwin Press.

第**2**章　応答について

実践レシピで
発問と応答のスキルを
磨く

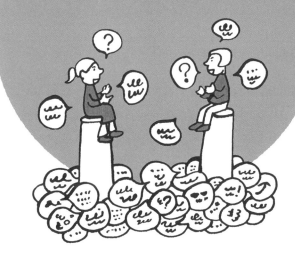

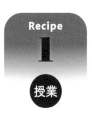

[高橋聖子]

授業開きのコツ
──自分を開き、相手のこぶしを開く

Recipe 1 授業

レシピのポイント

- 自分を開示してから授業を開く
- 気負い過ぎに注意。まずは教員と学生の熱量を合わせること
- 「わたし紹介」で教員自身に興味を持ってもらう
- クラスに対しパワーを持っている学生を見つけ味方になってもらう

🔖 授業開きは自分開きから

　もし向かいあう相手（他者）が手をぎゅっと握り、こぶしをつくっていたら、皆さんはその手をどうやって開かせますか？
「じゃんけんをする」「手を開くように言葉で諭す」「こぶしの欠点を伝える」。これらは、どれも正解かもしれませんが、いつもうまくいくとは限りません。
「じゃんけんをする」の場合、1回でグーからパーになるかもしれませんが、ずっとグーを出し続けるかもしれません。次に「諭す」の場合は、多くの言葉のやり取りが必要になり、即解決は難しいかもしれません。また「欠点を伝える」では、こぶしが最善の策だと考えている人にとっては、説得どころか、かえって火に油を注ぐ結果になってしまうかもしれません。ではどうしたらよいでしょうか……。

　こぶしを開かせるには、<u>こちらから手を開き、握手を求めてみる</u>

ことです。こちらから心を開き（手を開き）、相手に信頼の意を伝えます。そうすると相手も手を開き、握手をしてくれるかもしれません。

　授業開きも同じことです。授業開きは自分開きから始めます。「わたしの授業にようこそ。よろしくね！」。常にウェルカムの姿勢で学生を迎え入れましょう。

　「迎える」は、「待ち受ける、受け入れる、仲間にする」などの意味を持ちます。学生が来るのを心待ちにし、まるごと受け入れ、仲間になってもらうところから授業を始めましょう。チームビルディングで言う、出会いの場面（フォーミング）の段階です。この出会い方が、その後の互いの関係性に大きく影響してきます。<u>初めの出会いを大切</u>にしましょう。

🎤 熱量をコントロールする

「今回の授業は資料も内容も最高の出来！」と思っていたのに、なぜか学生の反応がイマイチ……、そんなことはありませんか？　それはもしかしたら「熱量の差」に原因があるのかもしれません。

　あなたは完璧を誇る授業計画をつくり上げたわけですから、当然授業にも熱が入ります。でも学生にその熱量を受け止める準備ができていなければ、学生は反応に困ってしまいます。そして教員は、想像していた反応とは違った反応が返ってくることに少々憤りを感じるわけです。「近頃の学生は冷めている」と。

　授業が盛り上がらないのは、つまらない授業をする教員のせいでしょうか？　それとも意欲のない若者のせいでしょうか？

　どちらか一方のせい、ということはありません。終始教員のペースで進む授業にならないために、まずは学生に「聞く（授業を受ける）準備」をしてもらいましょう。いきなり猛烈なパワーで向かっ

てこられても学生は引いてしまいます。互いのウォーミングアップが大切です。

　教員はウォーミングアップで呼吸を整え心拍数を下げ、学生は体温を上げます。そうして発する側と受け取る側の熱量の差を縮め、学生のペースに合わせて（ペーシング）、授業を始めます。

「わたし紹介」でウォーミングアップ

「はじめまして、宇宙人です」。たとえば、よく知らない人から突然こんな冗談を言われたとき、笑っていいのかどうか分からないという経験をしたことはありませんか？　一度や二度はあるかと思います。

　心のなかでおもしろいと思っていても、相手のキャラクターを知らないうちは、笑ってよい場面なのかよくない場面なのか分かりません。場に馴染めておらず、心の準備ができていなければ反応に困ってしまいます。授業では、学生が自由に反応できる場づくりを大切にしましょう。授業を盛り上げてもらうには、まずはその場に興味を持ってもらうことです。

　興味を持たせるなんて当たり前と思われるかもしれませんが、最初に興味を持ってもらうことは授業の内容ではありません。**興味を持ってもらう対象は、授業を行う教員自身**です。

　教員に興味を持たせることができれば、学生は勝手に「聞く準備」を始めます。

　そこで役に立つのが「わたし紹介」です。これは「私は○○といいます。○○を教えています」のような定型の「自己紹介」ではなく、「わたし（教員）」を知ってもらうため、「わたし（教員）」に興味を持ってもらうための、言わば「わたしの宣伝」です。

「わたし紹介」は、「わたしは、○○することが大好きで最近○○

をしました。皆さんのなかにも、○○が好きな人いるんじゃないかな。楽しいよね」とか、「わたしは、○○が苦手でこの間もびっくりして、まだどきどきしてるんですよ。皆さんどうですか？　苦手な人多いですよね」のような、コール＆レスポンス（呼びかけと応答）で行うとやりやすいです。

　このほか、「わたしは、○○にはまっています。この前こんなことがあって嬉しかったです。なので、今日はノリノリで授業できそうです」や、「実はわたし、最近○○なことがあってへこんでいます。ちょっと元気ないかもしれませんが、精いっぱい頑張ります」などの自己開示型ぶっちゃけトークなど、「わたし紹介」には、いろいろなテクニックがあります。

「わたし紹介」は、学生に教員に対する興味を抱かせますが、それが好意的な興味だけとは限りません。「この先生めんどくさい」と感じる学生もいます。でも、よい反応であれ、悪い反応であれ、学生が教員に反応することが大切です。「○○を教えてくれる人」ではなく「○○先生が○○を教えてくれる」と認識されることが大切なのです。

アンチ学生を味方につける

　教室のなかで自然と目が行く学生がいます。それは、よく頷き、反応がよい学生、もしくは授業以外のことをしている学生のどちらかではないでしょうか。とくに後者の、居眠りをしている、携帯をさわっている、別の科目の課題をしているような学生は、無視しようと思っても、結局その学生のことばかり気にしてしまいます。

　また、そういう学生はクラス内で強い影響力を持っていることがあります。その学生が負のパワーを発していると、クラス全体の雰囲気が悪くなります。なので、斜に構えられるとやっかいです。

ですが、パワーをもったアンチ学生はパワーをもった味方にもなります。得手不得手はいったん棚に上げ、そういう学生には、**積極的に出番を与え、主役にして承認欲求を満たしてあげましょう。**困ったときに助けてくれるキーパーソンになってくれるはずです。アンチ学生のパワーを思う存分クラスに（チームに）生かしてもらいましょう。

Recipe 2 授業

レポートの返し方
——花丸とショートメッセージを効果的に使う

［高橋聖子］

レシピのポイント

- 提出させることが目的ではない
- 自分の授業が褒められている部分はあえて拾わない
- 花丸とショートメッセージを活用する
- 必ず授業でレポートに対して応答をする
- 看護教員は学生から見れば看護のプロである

レポートを読むときは、この３つを探せ

　レポートに目を通す際のコツは、レポートを何となく読まないことです。❶学生の思い、❷学生が心を揺さぶられているところ、❸ジレンマ、この３つを探しながら読むとよいです。

「正解が書かれているか」ばかりに着目すると、せっかくの学びの機会を見逃してしまうことになりかねません。

　また、学生のレポートは、自分の授業評価としても活用できます。自分が伝えたいことが、学生に伝わっていたか否かを文中から読み取ることが可能です。そのとき大切なのは、「この授業から、○○の大切さを学ぶことができました」など、<u>自分の授業が褒められている部分を拾わない</u>ことです。褒め言葉ではなく、

> 「先生は<u>抑制をするべきではない</u>と言っていて、わたしもそう思っているし、患者さんがかわいそうだといつも思ってい

した。でも病院では看護師さんはすぐに抑制をします。私は将
来看護師になったら患者さんの話をよく聴いて、抑制をしない
看護師になりたいと思いました」

　こういう正直で素直な意見を拾うようにします。とくに下線の部
分「抑制をするべきではない」は、教員が話したことのなかから、
心に響いたことをそのまま書いています。メディアの報道のように
ぼかして話したことよりも、**教員が自分の考えを率直に述べた箇所
に対する学生の反応**を切り取ります。そして、フィードバックで再
度発問し、考察を深められるよう誘導します。

🔔 花丸とショートメッセージでデコレーションする

　教員が上記の３つを意識しながら読んでいれば、速読しながら
でも、よい気づきをしている箇所は必ず目にとまります。そして、
読み進めながら、学生の葛藤や悩み、自己の課題などが表れている
箇所に、下線を入れていきましょう。
　次に、花丸とショートメッセージを記します。**花丸は、時間がな
く十分にレポートを返しきれないときにも使える**テクニックです。
　ショートメッセージについては、私は主に、「素敵」「素晴らし
い」「ベリーグッド」「ナイス」「うけるー」の５パターンを使い分
けています。「素敵♥」のように記号を使うアレンジもしています。
　また、時間に余裕があるときは、「優しい気持ち、ずっと忘れな
いでね」のように、少し長めのメッセージを書いたりもしています。

🔔 レポートに対し授業で応答を行う

　レポート提出後の授業の冒頭では、レポートを読んでの感想を伝

えます。そのとき、何人かのレポート内にあった印象的な意見を、全員の前で発表するとよいでしょう。「何人かがこんなことを書いていましたよ」のように、数名を主役にして発表します。

　また、内容によっては「○○さんの意見がおもしろかったので紹介してもいいですか？」のように、本人に同意を得たうえで個人を主役にする方法もあります。

　私は、その場の教室の雰囲気から、一番興味を惹きつけるだろうなと感じる方法で、感想を伝えています。

　<u>提出させっぱなしはよくない</u>です。先生にレポートを読んでもらいたい、先生にいろいろ教えてもらいたい、学生がそう思えるレスポンスが大切だと考えています。

❗「看護」を強調するレスポンス

　私がよく使う方法ですが、「○○の看護について書いてくれていた人がいました」に続けて、

> 「この看護とっても勉強になりました」
> 「こんな看護って素敵だなと思いました」
> 「看護の難しさが分かった時点で成長しましたね。素晴らしい！」
> 「皆さんのお陰で○○という看護について気づくことができました」

といったように、看護を強調してレスポンスを行います。

「看護」という言葉は学生にとって、とても魅力的です。つねに「看護」を意識させることにより、学生に「自分は看護のプロになるために学んでいる」と自覚させ、同時に、教員はすでに看護師であり、看護のプロであることを知ってもらいます。そうすれば、学

生は「プロである先生に看護を教えてもらいたい」と思うようになるはずです。

考えてほしい部分は、もう一度取り上げる

　もしレポートのなかに、想定していたねらいに関わるワードが見つからないときや、ここを考えて欲しかったという部分があまり記載されていないときは、次の授業でもう一度学生に問いかけるようにします。

　たとえば、抑制の授業のレポートであれば、「なぜ抑制をするのか」「患者の思いと家族の思い」「看護師の思いは、皆同じなのか違うのか」「誰のための抑制なのか」など、看護を考えるためのポイントについて問い直します。また、「なぜそう思ったの？」「私は〇〇と思う」など、レポート上でのやり取りでは回収しきれないことも、授業のなかで返していくようにします。

　"ココ"に気づいてほしいと願って授業をしているわけですから、"ココ"が出ていないのであれば、授業のなかでもう一度発問し、掘り下げていく必要があると考えています。

　そして、次年度の授業で、その点を改善できるように取り組んでいけばよいのです。

レポートがうまい学生
——早い、うまい! でいいの?

「伝えたかったのはココ!」に、やがてたどり着くような学生の思いがレポートには隠れています。長い文章のなかに一言か二言、心から思ったことや本音が必ず書かれています。

そして、興味深いのは、レポート作成が「早く」「うまい」学生は、そういう心からの声をあまり記載せず、本音なのかどうなのか分からない記述をする傾向があることです。

学生は、評価を気にするため上手に書こうとしますが、思いをそのまま書くように指導する、それが「うまい」ではなく「よい」レポート作成への近道だと感じています。

シーンとしたクラスの盛り上げ方
――相手が主役の明石家風レシピ

[高橋聖子]

レシピのポイント

- ストイックさは、自分も相手も疲れさせる
- 相手に興味があることを言葉と態度で表現する
- 盛り上げるのではなく、盛り上げてもらう気持ちで
- すべったら笑ってごまかそう
- 「ありがとう」と「よろしくね」を積極的に使う

まずは「場」のアセスメントから

　場の空気や学生が発する雰囲気は、教室に入った瞬間に体で感じます。もしかしたら廊下を歩いているときから感じ取っているかもしれません。それはよい雰囲気のときもあれば、悪い雰囲気のときもあります。

　わたしたちは看護師という職業柄、アセスメント能力に長けています。<u>いろいろなことに気づき過ぎて、そのことが原因で、心を疲れさせてしまうこともあります。</u>

　また問題解決思考をトレーニングされているので、悪い雰囲気で授業が進んでしまったときは、リフレクションをして原因を探し出し、問題を解決しようと奮闘します。

　そして、自分を変えようと、病んでしまうほど自らを追い込んだり、よい反応を見せない相手に対し、勝手な解釈で「看護診断」ならぬ「勝手診断」をして、無理やり行動変容を起こさせようと躍起

になったりします。

　ですが、教員も学生も生き物です。調子がよいときもあれば、悪いときもあります。その日の授業が盛り上がらなかったとしても、それはテスト勉強で、学生の頭が飽和状態になっているだけかもしれませんし、何人かはレポート作成で徹夜をしたのかもしれません。またプライベートで大きな悩みを抱えていることだってあります。教員と学生、どちらかの原因がすべてというわけではないのです。

　クラスの不調には、テスト、レポート、グループ間の関係など、さまざまな原因が考えられるので、その日1日のことに、あまり左右されないようにしましょう。

　教員のストイックさは、学生に完璧さを求めます。そして、完璧を求められる学生は次第に疲れていきます。

　わたしたちは寄り添いのスペシャリストです。そのことを思い出して学生に寄り添ってみましょう。そして、自分にも完璧を求めず、そのときどきに身を委ねてみましょう。

ゲストをもてなし、相手を主役にする天才芸人に学ぶ

　皆さんは明石家さんまさんのトークショーをご覧になったことはありますか？　あまり見たことがない方も、一度さんまさんの番組を注意してご覧になってみてください。卓越した対話のテクニックでゲストをもてなし、見事に相手を主役にしています。

　以下、さんまさんがよく使っているフレーズを紹介します。

　「では、○○さんに聞いてみましょう」（指名する）
　「は〜（驚く）、そんなことがあったん？」（リアクションをする。アクティブリスニング）
　「そんで、そんで？」（興味・関心を寄せる）

「なんで、そうなったん？」（核心にせまる）

「なるほどな〜」（共感）

「それは俺にはないな〜、○○さんはそんなことある？」（ほかの人を巻き込む、参加させる）

「勉強になったな〜」（感謝する）

　といった具合に、会話のなかで相手が主導権を握れるようにコントロールしています。そして、一度共感してから相手の思いを引き出すので、相手もどんどん乗せられていきます。

　さんまさんは、話の聞き方のリアクションにも特徴があります。**わたしは、あなたとあなたが話す内容についてとても興味があります**と、全身で相手に伝わるように聞くのです。

　彼は「アクティブリスニング」の達人です。拍手をしたり、笑い転げたりする「オーバーリアクション」も積極的に取り入れ対応しています。

看護師だって「聞き上手」「話し上手」

　私たちはタレントのようなオーバーリアクションはできませんが、「積極的な傾聴」は看護師のお家芸、譲れない特別な看護技術です。

　そして、私たちが目指すところの「話し上手」は、面白い話をする技術ではなく、学生が受け入れやすい表現で知識を習得させるとともに、**「看護とは何か」といったような抽象的なイメージを、具体性を持って学生に問いかけること**です。

　話し上手は聞き上手と言います、「話し上手」になるために「アクティブリスニング」という得意の技を存分に活用しましょう。

　耳と頭だけでなく、目や手足、そして心を使って学生の声を聴い

てください。そうすれば、学生のニーズがきっと分かるはずです。そして「あなたのニーズを理解できた」と応答できれば、その後、クラスはおのずと盛り上がっていくでしょう。

盛り上げるのではなく、盛り上げてもらう

　以上のように、クラスを盛り上げたいとき、何か特別なことをするわけではありません。また、学生のニーズにすべてに応えるということでもありません。

「ねえ、これについてどう思う？　わたし以外の人の意見も聞いてみたい。○○さんどう思う？」「へー、そうなんだ」「うんうん」「なるほど～」「おもしろいね」のように、受け止めて応えるだけです。そうすれば「この先生はわたしの話しをよく聞いてくれる。わたしの理解者だ」と学生は感じ、授業を盛り上げようと力を貸してくれるようになります。

　シーンとしたクラスをどうにかしようと思ったら、<u>盛り上げるのではなく、盛り上げてもらいましょう</u>。難しく考えてはいけません。学生と「対話」（p.61 の **Column** ▶「対話について」参照）をしてください。

　もし盛り上げようとしてすべってしまったら、先に笑ってごまかしましょう。ピンチのときの必殺技である、「笑ってごまかす」を恐れずにやってみてください。もうすべっています。あきらめが肝心です（笑）。

「ありがとう」と「よろしくね」は魔法の言葉

　皆さんは「チームビルディング」を知っていますか？　個々の強みを最大限に発揮して目標を達成できるチームをつくりあげていく

取り組みのことです。

　楽しくて学びたくなる授業にしたいなら、まずはクラスを一つの
チームと考えましょう。チームメンバーは学生だけでなく、授業者
と学生です。

　チームで目標を達成するには、チームワークが大切です。メン
バー同士が協力し合える関係づくりが大切です。そのために、授業
者は「ありがとう」と「よろしくね」いう言葉を積極的に使いま
しょう。たとえば、授業の終わりには、「授業を最後まで聞いてく
れてありがとう」「来週もまたよろしくね」と伝えます。たったそ
れだけで、ぐっと距離が縮まります。

「よろしくね」は、頼まれたらイヤとは言えない人間の心理をくす
ぐります。また、「ありがとう」と感謝されたら「何か助けになっ
たのかな、いいことをしたのかな」と思い、次も助けてあげようと
考えます。そうして、学生は教員にとって困ったときの「お助けマ
ン」になってくれます。

　前述したように、授業は教員の力だけではどうにもなりません。
生き生きした活気ある授業にするためには、学生を授業に招待しま
しょう。チームの一員になってもらいましょう。

対話について
―― 会話と対話は何が違う？

「対話が大切です」「対話をしましょう」といったフレーズは、臨床の現場、教育の現場だけでなく、日常生活でもよく耳にします。これを聞いて、何となく「人と話すことが大切なんだな」とは思いますが、それ以上、深く考えなかったりはしませんか。「対話」と同じような言葉に「会話」がありますが、「会話」と「対話」では何か違うのでしょうか？

「会話」は、英語では conversation（カンバセーション）、対話は dialogue（ダイアローグ）といい、dialogue は相互理解のためのコミュニケーションという意味合いを持ちます。つまり、対話（ダイアローグ）には、情報を伝達する・交換するだけでなく、話をしている人と信頼関係を築くという意味が含まれます。

　では、どのようなときに、信頼関係を築くようなやり取りが相手とできるのでしょうか。それは、互いの立場が対等であると保障されているときや、互いの価値を認め合っているときではないかと思います。

　教員と学生では立場がまったく同じとは考えにくいですが、互いの価値を認め合うことはできると思います。学生を認め、そして信頼して、対話を行ってみてください。

Recipe 4 授業

熱気ある授業のつくり方
──テンポと波を意識する

［内藤知佐子］

レシピのポイント

- アイスブレイクの内容を授業内容に関連したものにする
- 答えやすい問いから始めてテンポをつくる
- 抑揚のある口調で質問をしてリズムをつくる
- 学生の波を感じ、こちらもその波に乗る
- 無理矢理こちらの波に乗せようとすると失敗する

アイスブレイクでは盛り上がったのに

　アイスブレイクでは場が盛り上がるのに、いざ授業となると一気にトーンダウンしてしまった経験はありませんか？　あのアイスブレイクの盛り上がりをそのまま授業につなげられたら、互いにHappy ですよね。

　その方法の一つに、アイスブレイクの内容を授業内容に関連したものにする、があります。

　たとえば、4 コマ自己紹介（**表5**）のなかに、私の平熱と人生最高の発熱体温、発熱時に身体に起きたこと、そのときの気持ちを盛り込みます。そして、その内容をもとに自己紹介をしてもらい、以下のようにつなげていきます。

> 「いろいろなことが原因で人は発熱します。なかには脱水、熱
> 中症など、感染症以外の理由で発熱した人もいたのではないで

しょうか」

「発熱すると、人の身体にはいろいろな症状が出ます。そし
て、感じる気持ちもいろいろであることを共有できましたね」

「それでは、発熱している患者さんの看護について一緒に学ん
でいきましょう」

表5 アイスブレイク「4 コマ自己紹介」

氏名と所属	平熱／人生最高の発熱体温
高橋　熱男 愛媛大学	36.5 度／40.2 度
発熱時に身体に起きたこと	**発熱時の気持ち**
何も食べられないし、 飲めない	不安

4 コマ自己紹介の進め方

適切な人数：1 グループ 4 ～ 5 人が行いやすいが、何人でも OK

所要時間：5 分　　準備：紙とペン

ねらい：思考のサイクルを回す、自己開示と他者理解

【司会】❶ 紙に 4 つの枠を書き、1 には「氏名と所属」、2 には「平
熱と人生最高の発熱体温」、そして 3 には「発熱時に身体
に起きたこと」、4 には「発熱時の気持ち」を書いてくださ
い。

❷ 次に、グループ内で一人ずつ自己紹介をしてください。そ
のとき、「氏名と所属」だけでなく、発熱時の経験につい
ても、周りに伝えるようにしてください。

❸ 自己紹介が終わったら、紙を皆が見えるところに置いてお
いてください。

このように、授業の内容と関連したテーマをアイスブレイクに取り入れると、発熱の経験があまりない学生も、ある程度発熱についてイメージを持って授業に入ることができます。

そして、この自己紹介で出た内容は、この後さらに授業の材料として活用することができます。

答えやすい問いでリズムをつくる

それでは、先ほどの4コマ自己紹介で出てきた内容を使って授業を進めていきます。そのとき、教科書や授業プリントを見れば答えられる簡単な問いから始めると、流れをつくりやすくなります。たとえば、こんな感じで始めます。

> 「皆さんの平熱は何度ですか。私の平熱は36.4度です。木村さんの平熱は何度ですか?」

平熱は、先ほどの自己紹介でも共有しているため、だれもが答えられる質問です。また、強調した箇所に抑揚をつけて読み、テンポよく質問していくと、さらにリズムをつくりやすくなります。

また、教科書や授業プリントに書いてある内容を質問しても、なかには答えが見つからず困ってしまう学生が出てくることも想定しておきましょう。

対策としては、「○○ページを見てください」と具体的にページを伝える、机間巡視しながら質問するなどがあります。それでも答えられないときには、そっと該当箇所を学生の教科書やプリント上で指し示してあげることもあります。

そして、たとえ意図しない突拍子もない返答があったとしても、いったんすべて受け止めること、それがコツです。

何でも受け入れてもらえる場があると、そこに心理的安全性（p.31）が生まれて、学生は答えやすくなります。また、教員の応答が面白いと、いろいろな回答をして教員の反応を引き出そうとする学生も出てきて、さらに授業が活気づきます。

🔔 学生の波を感じ取り、こちらも波に乗る

　学生を波に乗せると同時に、表情や発言内容、雰囲気などからその波を感じ取りましょう。

　頷きやメモを書いている様子が見られたとき、アイコンタクトが取れるときは集中の波が来ています。しかし、それらのサインが見られなかったり、フリーズしていたり、内職をしている様子が見られたら、それは集中できていない証拠です。

　学生の波を感じ取り、こちらがその波に乗っていく、また悪い波に飛び込み変化させることも大切です。学生の波に乗りながら、徐々にこちらのペースに巻き込んでいきましょう。

　学生が波に乗れない原因に、**何か気になることがあって先に進めない**、があります。そんなときには、予定している授業を少し脱線して、学生の波に乗ってしまいます。

　　「何か気になる箇所があるのですね。それは、どこですか？」

　学生からの返答を待ち、そのことに寄り添い解決します。私はこれを、「前向きな脱線」と呼んでいます。**こちらの波に乗せようとするから、うまくいかない**のです。思い切って相手の波に乗ってみましょう。

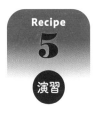

グループワークが始まらない
──マゴマゴ、モジモジを解消するテクニック

［内藤知佐子］

- オリエンテーションで学生のタイプを大まかにつかんでおく
- これからやることをイメージさせる発問をする
- 意識して「待つ」
- 確認の発問で後押しする
- いったん席を外す
- 自分の指示内容を客観的に見直す

さまざまなタイプの存在を知る

　オリエンテーションが終わり、いざグループワーク開始の合図を出しても、なかなか学生が動き出さないことがありますよね。短い時間で、あれもこれもやりたいと考えているときにかぎって、進行がスムーズにいかず、気持ちばかりが焦り、空回りしてしまうという経験はないでしょうか。

　学生のキャラクターには、さまざまなタイプがありますが、大まかに言うと、<u>❶具体的な行動をイメージしながら説明を聞くタイプ、❷聞いてから皆で考えようという和を尊ぶタイプ、❸指示されたことだけをやろうという他力本願タイプの3つ</u>があります

　教室にどのようなタイプが集まっているか、オリエンテーションの反応から観察してみましょう。事前に学生のタイプを見極められると、効果的なグループ編成につなげられます。グループ内に最低

一人、リードしてくれそうなタイプを配置できれば、当然グループワークの運営はスムーズになります。

● イメージさせ、そして待つ

まず、すべての学生に対して、冒頭で以下のように説明をします。

> 「今から作業内容を説明します。作業工程は5つありますので、イメージしながら聴いてください」
> 「役割は5つありますので、どの役割を自分は担当したいか、イメージしながら聴いてください」

活動内容や役割を漠然と説明するのではなく、この先の自分の姿をイメージするように促す発問は、行動を誘起させるのにとても有効です。

そして、学生に投げかけたあとの教員の基本姿勢は、「待つ」です。人間は問われると考え始める生き物です。**考え始めるきっかけを与えたのであれば、行動が現れるまで「待つ」**気持ちが大切です。

● 確認の発問で作業内容を押さえる

イメージを促す発問のあと、ある程度待っても不安げな表情をしていたり、いつまでも周囲を見渡してばかりで作業が始まらないときは、確認の発問をして学生の背中を押してあげます。

> 「作業内容は、分かりますか?」
> 「まずは、何から取り組みますか?」
> 「役割は、全部でいくつありましたか?」

「役割分担は、できましたか？」

「チーム内で、作業手順は共有できていますか？」

　人は問われてから30秒程度は考え、それから動き始めるとも言われています。なので、ここでも少し待つことを心がけましょう。焦って行う介入は、学生の主体性を奪うことにもなりかねません。

　また、学生同士でどのように課題解決していくのか、その経過を見守ることも教員の大切な役目です。資料を読み込み理解しようとしていたり、近くの仲間と作業内容を確認していたりするような様子が見られたときは、介入せずに見守ります。

　ほどよく手をかけ、ほどよく手を抜き、介入しすぎないようにすることも学生を育てるコツです。

📍いったん席を外す

「自分たちで話し合って、結論が出たら職員室に先生を呼びに来なさい」

　自分が生徒だった頃、こんなふうに、先生に言われた経験はありませんか？　あのとき先生は、自分たちに力があることを信じ、その力を引き出そうとして、あのような振る舞いを選択したのだと今なら分かりますよね。

　学生の行動を誘起するために、教員や指導者がいったん席を外し、学生だけの空間をつくる演出も大変有効です。

　頼る先がなくなれば、自分たちでなんとかしなければと奮起するものです。作業内容とゴールが共有できていることを確認したら、主体性を引き出すためにも、あえて愛を持って放り出すのも一つの方法です。

指示内容を客観的に見直してみる

　ここまでやってみても効果がないときは、指示内容の曖昧さや、課題の多さに原因があるのかもしれません。

　普段、どのような指示を学生に出しているか、一度、思い返してみてください。**あなたの指示が、かえって学生を迷子にさせていないか**点検してみましょう（**表6**）。

　慣れないうちは発問計画を事前に立て、流れをイメージするのもよいですね。もし、途中で脱線しても、力ずくで戻すのではなく、前向きに脱線をして学生の興味に寄り添い、それから本線に戻ったほうが、あとの流れがスムーズになります。

　そのためにも、事前のリハーサルを実施しておきましょう。こう来たら、どう応答するか、本番前にいくつか想定しておけば、当日も焦らずに対応できます。

表6 学生を迷子にさせる指示

- 一つの文章に、複数の課題が入り込んでいる
- 「さっき」「あっち」「だいたい」など、曖昧で抽象的な表現が多い
- 早口で話している
- 思いつきで話しているので、話があちこちへ行っている
- 結論を冒頭ではなく、最後に伝えている
- 指示を出している間、学生の表情や理解度を確認せずに進めている
- 指示内容を、口頭だけで示している

ワンランク上の発問

「一問一答形式に学生が慣れると、思考力が弱くなる」「丁寧にし過ぎないことで考える力を養いたい」と考え、あえて複雑で分かりにくい指示をすることがあるかもしれません。

　そのときは、わざと分かりにくくしていることを事前に伝え、学生の挑戦心をかき立てましょう。そうすれば、不満ではなくワクワクが生まれてきます。

　また、余白を残した指示にすることも効果的です。最低限の条件だけを伝え、その条件を満たせばあとはグループの発想に任せるようにすると、学生たちは伸び伸びと、考える楽しさを体感することができます。

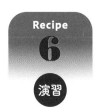

［高橋聖子］

ロールプレイで看護を問う
──羞恥心への配慮と心配り

Recipe 6 演習

レシピのポイント

- まずは患者さんの気持ちを知ることの難しさを知ってもらう
- ロールプレイにより、学生自らが「ハッと気づける」体験をさせる
- 気づきから行動（答えを探し始める）が起こるのを根気よく待つ
- 行動が起こったらすぐに応答をする

❗ロールプレイで気づく心を育てる

「患者さんの立場に立って考える」という言葉をよく使います。しかし実際に患者にならない限り、本当に患者さんの立場に立って考えることはできません。

ですから学生には、「患者さんの立場に立ち、**患者さんの気持ちを考えることの難しさ**」を理解させることが大切です。

ロール（役割）プレイ（演技）は患者体験をとおして患者さんの気持ちをうかがい知ることができる学習方法です。患者さんの思いに寄り添い、その思いに応えることの難しさを経験することで「傾聴」と「共感」の重要性を学んでいきます。

「患者さんの立場に立って考えてください」と諭すより、患者さんの立場に立たせ気づかせてあげることが大切です。「気づく心」を育ててあげてください。

ロールプレイのよいところ

ロールプレイのよい点は、

ロールプレイのよい点

❶ 役割を演じることで、演じる相手が何を感じ、どんな気持ちを抱くかということに気づくことができる

❷ メタ認知力（自身を客観的に見る力）を高められる

❸ リフレクションを促す

　まだまだよいところはありますが、この3点に絞り考えてみたいと思います。

　実は❶、❷、❸には共通点があります。それは自分自身に問いかけるきっかけになるということです。そしてその問いはやがて自分自身の課題の発見につながります。

　ロールプレイ自体が自分のなかで起こる「発問」と「応答」なのです。

ロールプレイをとおして看護を問う

「羞恥心に配慮する心配り」というテーマでロールプレイを実施しました。車いすを押す看護師と車いすに乗り移動する患者の2人の物語です。他に登場人物はいません。

　場面は「車いすでリハビリ室に向かう場面」です。セリフは「今からリハビリ室に行きますね」という看護師の言葉と、患者の「はい」という受け答えの二言だけです。

　学生は看護師・患者役のどちらの役も演じます。患者役の学生は、オムツをはき、浴衣タイプの病衣を着て車いすに乗ります。足

は裸足にスリッパです。髪はくしゃくしゃにして、ひざ掛けも掛けません。看護師役の学生は、そのような状態の患者役が乗る車いすを押して実習室の前の廊下を行き来します。

このロールプレイでは、「看護師発信の羞恥心への配慮」ではなく、「患者さんが求める羞恥心への配慮」について考えます。

衣服も髪も乱れたままで、オムツが見えてしまいそうな状態のまま、裸足で車いすに乗っている患者さんの看護を任されたとき、学生はどのような行動をとるでしょうか。一般社会ではありえない非日常的な光景だと違和感を持ってくれるでしょうか。

日常の１場面として何も考えず、何も感じず車いすを押してしまうことがないようにロールプレイで看護を問います。

このロールプレイをとおして、学生は患者さんの看護に対する「願い（こうして欲しい）」を知るとともに、クラスメイトが患者役になった姿を見て悲しい気持ちになることもできます。そして、配慮と心配りについて考えるようになっていきます。

🎤 「ハッとする」を経験させる

「羞恥心に配慮する心配り」のロールプレイを終えたあとの学生の言葉を紹介します。

> 「くしゃくしゃな髪で人に会いたくない。なんでこんなことに気づかなかったのだろう。どんなに忙しくても髪をすいてあげられる看護師さんになりたい」
> 「裸足を見られるのが恥ずかしいなんて思いもしなかった」
> 「移動中にオムツや足が見えてしまうんじゃないかと不安に感じた。ひざ掛け一つでこんなに安心するなんて知らなかった。ベッドにいても車いすに乗っていても足が見えないように掛け

> 物を掛けてあげたいと思った」

　患者さんの気持ちを知った学生は、患者役の髪を丁寧にすき、衣服を整えたあと、鏡を渡します。膝に掛け物をそっと掛けて寒くないようにします。足元が見えないように心を配るようになります。
　そして、このロールプレイをとおして、教員は心のなかで学生にこう伝えます。

> 「羞恥心への配慮とはスクリーンをして目隠しをしたりするこ
> とではないのですよ」

　きっともう、学生はそこに気づいてくれているはずです。

🎗「考え始める」を待つ

　演じることで知る他者の立場と気持ちを体験した学生は、教員が教えずとも考え始めます。ロールプレイで一石を投じ、**学生が考え行動を始めるまで、じっと待てる余裕を持ちましょう**。
　最短・省エネで学習効果を上げようとしていませんか？　ついつい口を出し、先に答えを言いそうになりますが、そこはぐっと我慢しましょう。
　学生は気づく心と気づく力を持っています。学生には、たくさんの「ハッとする気づき」を経験させてあげてください。そして考え行動を始めたことを褒めてあげてください。その褒め言葉は、学生自身が自分に問いかけ始めたことへのわたしたちからの「応答」です。

表7 1、2 年時の演習で使えるロールプレイの例

技術系

- 複数のラインが挿入されている患者さんに対する寝衣交換
- 患者さんの気持ちを考えた優しい食事介助
- 看護における接遇
- 患者さんに対する血糖測定技術と自己血糖測定の指導
- 羞恥心に配慮した口腔ケア
- 麻痺のある患者さんを安全・安楽に移乗する看護技術
- 清潔ケア（足浴・洗髪・手浴など）

医療安全、多職種連携など

- ISBARC を用いたコミュニケーションエラー防止：Identify（自己紹介）、Situation（状況）、Background（背景）、Assessment（評価）、Recommendation（提案）、Confirm（復唱）
- 環境整備から学ぶ医療安全
- チームカンファレンスを通して学ぶ多職種連携
- 重症集中ケア患者体験
- 母親教室

調べ学習からシナリオを自らで考える題材

- バッドニュースを伝える場面での看護ケア「スピークス」
- グリーフケア
- パーソン・センタード・ケア
- アドバンス・ケア・プランニング
- プレパレーション

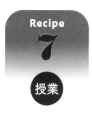

グランドルールとアサーション
──ハブ（hub）になれる看護師を目指して

[内藤知佐子]

レシピのポイント

- 気になることは最初に開示して共有し、学生も教員も、互いの心理的安全性を担保しておく
- グランドルールはポジティブなメッセージにする
- アサーションスキルは学生時代から磨いておく

心理的安全性を崩さないために

　授業や演習をしていると、言葉づかいや動作、学生のあれやこれが気になることはありませんか？　いったん、それらが気になり始めると、教員の集中力は欠けていき、パフォーマンスも低下します。

　ですが、<u>気になる行動を指摘したり、苛立ったりしてしまうと、せっかくつくり上げた心理的安全性も台無し</u>になってしまいます。

　学生にとっても教員にとっても、互いが気持ちよく学べる場づくりをすることが肝心です。そのためには、冒頭でグランドルールを共有しておくことがとても重要です。

グランドルールを共有する

　グランドルールとは、活動開始時に共有する行動規範です。チーム医療が当然となっているこの時代、組織における行動規範を遵守できなければ、チームの一員にはなれません。そればかりか、独り

よがりな行動が引き金となり、医療事故につながる恐れがあります。

　学生のうちから職業社会化を図るためにも、**演習にはグランドルールを意図的に組み込み、チームで活動する訓練**をしていきましょう。

　ルールを守りながらも、自分らしさを発揮する習慣が身につけられれば、自分らしさを生かしながら、看護師としての自分を確立できるはずです。

❗グランドルールのあれこれ

　グランドルールには、こんなふうに行動してほしいという内容を盛り込みましょう。たとえば、下記のような感じです。**制限よりも、好ましい行動を入れる**と、ポジティブなメッセージが伝わります。

　このとき、医療安全のトレーニングであるチームステップス®の４つのコンピテンシー、「状況モニター」「相互支援」「コミュニケーション」「リーダーシップ」の要素を意識しながら作成すると、自然とチームのパフォーマンスは向上していきます。

　また、自分たちでグランドルールをつくってもらい、それに従って行動するのも効果的なやり方です。**自分を律する心**を養うこともできますし、自分たちでつくるので**遊び心や楽しさ、能動的な態度の形成**も期待できます。

グランドルールの例

- 仲間の発言に耳を傾けましょう
- 仲間の発言後、感謝の気持ちを込めて拍手をしましょう
- 反対意見があるときは、自分の考えとの「共通点」と「違い」の両方を伝えるようにしましょう

- 得意なこと、不得意なことを仲間と共有し、互いに助け合いながら作業を進めましょう
- つねにゴールを共有し、再調整しながら、協同しましょう
- 自分に何ができるのかを考えながら行動しましょう
- 困っている人がいたら見て見ぬふりをせずに、声をかけて手伝いましょう
- 分からないことがあれば、いつでも遠慮なく指導者に質問しましょう（あなたが分からないときは、周りの人も分かっていないものです）

いつでもグランドルールに立ち戻る

　活動の最中に、グランドルールを意識した適切な行動が見られたときは、「いいですね！」と声をかけて、どんどん承認していきます。反対に、不適切な振る舞いが見られたときには、「今日のグランドルールをもう一度確認しましょう。達成できていますか？」と声をかけて、行動を振り返るよう促します。

　ポイントは、決して**こちらからの指示で学生を動かそうとしない**ことです。自主的に振り返り、どのような行動が求められているのかを考え、自ら判断して動けるよう促します。

　これを日々繰り返すことで行動が習慣化されていき、自律した人材を育成することにつながります。そのためには、**活動の所々で発問を行い、意図的に考える時間をもたせる**ことが大切だと考えています。なぜなら、人間は問われると考える生き物だからです。

アサーションスキルは学生時代から磨いておく

アサーションとは、自他尊重のコミュニケーションスキルです。自分の言いたいことも、相手の言いたいことも大切にしながら、相手と関わるというアプローチです。

アサーションを軸に考えると、人には主に3つのタイプがあります。ジャイアンのような、相手を飲み込もうとするアグレッシブ

参考 行動タイプのセルフチェックシート

A項目

① 人に弱みをさらけ出すことにためらいを覚える（　　）
② 人の悪いところやミスを指摘することが多い（　　）
③ 自分の思い通りにならないと腹が立ってしまう（　　）
④ 自分の意見を否定されると怒りを感じてしまう（　　）
⑤ つねに相手よりも自分の方が話す量が多い（　　）

B項目

① 人前に出ることが苦手で、引っ込み思案なところがある（　　）
② 自分に自信をもてない（　　）
③ 相手に合わせて自分の意見は押し殺して行動するところがある（　　）
④ 相手に認められたいと強く感じることがある（　　）
⑤ 相手に反論されると言い返せず受け入れてしまう（　　）

C項目

① 抵抗なく他人に正直な気持ちを話すことができる（　　）
② いつでも積極的に行動することができる（　　）
③ 人が多い場でも自分の意見を言うことができる（　　）
④ 苦手な人が相手でも自然に話すことができる（　　）
⑤ 相手に否定されても自分を卑下せず、相手の意見も尊重できる（　　）

項目「○」マルの個数

A項目が一番多かった人は、**アグレッシブタイプ**
B項目が一番多かった人は、**ノンアサーティブタイプ**
C項目が一番多かった人は、**アサーティブタイプ**

おやこ心理相談室 https://is.gd/YSYITc より作成（一部内容追加）

タイプ。のび太のような、あまり自分を主張しないノンアサーティブタイプ。しずかちゃんのような、バランス重視のアサーティブタイプです。

　セルフチェックシートを掲載しておくので、自分のタイプをチェックしてみてください (p.79)。

　ここで興味深いのは、**看護師を目指す人は奉仕の精神が強く、つい自分の言いたいことを後回しにしがちで**、案外のび太タイプが多いことです。ですが、日常業務のなかで訓練され、管理職になると、今度はアサーティブタイプが増えていきます。

　では、今教えている学生が管理職になるまで、気長に待ちますか？　それはつらいですよね。感情労働とも言われる看護職ですから、学生のうちからアサーションスキルを習得して、心身ともに健康的に仕事 (学校生活) ができるようになってもらいましょう。

アサーションの実践方法

　アサーションを実践する方法としては、DESC 法がおすすめです。もし、下記の例のように学生にアプローチされたら、われわれ教員は思わず、「了解。どうぞ、どうぞ」と言いたくなってしまいますよね。

アサーションの例【学生から教員へのアサーション】

場面：今日は演習日なのに白衣を忘れてしまった。自宅に取りに帰ったら遅刻してしまう。どうしよう……。

対象：担当教員

目標：白衣はないが演習に参加することを認可してもらう

DESC 法

要素	例
D：Describe 　（客観的に描写する） 現在の状況や自分の行動を客観的に描写する。ここでは、自分の感情反応は述べない。事実と自分の感情が混ざらないように注意する。	（例） 〇〇先生、申し訳ありません。私の不注意で、本日演習があるにもかかわらず、白衣を忘れてきてしまいました。
E：Express, Explain, Empathize 　（表現する、説明する、共感する） 描写したことに対して自分の気持ちを表現したり、説明したり、相手の気持ちに共感したりしていることを表す。自分の気持ちを表現するので、ここでの主語は「私」になる。	（例） 紙袋に入れて、玄関には置いたのですが、慌てて家を出たことが原因です。演習日だというのに白衣を忘れたことは致命的なことだと考えています。先生方が演習のために多くの時間を割いて準備をしてくださっているのに、本当に申し訳ありません。
S：Specify 　（具体的な提案をする） 相手にどうして欲しいか分かるように、具体的で現実的な解決策、妥協案を提案する。	（例） そこで、ご相談です。他の学年の学生にも白衣を持っていないか確認したのですが、誰も持っていませんでした。家に取りに帰ると、往復で1時間かかるため、演習には30分しか参加できません。できるだけ動きやすい服装にするので、私服での参加を許可いただけないでしょうか。
C：Choose 　（選択する） 相手の反応がYesだったとき、Noだったとき、それぞれの場合で、どう答えるかを用意する。	（例） Yes：ありがとうございます。いつも以上に気合いを入れて参加します。 No：わかりました。それでは、窓越しに見学することを、許可いただけますでしょうか。少しでも学びの場を共有したいです。

🎤 アサーションスキルを持つスーパー看護師を育成する

　アサーションを活用できると、コミュニケーションのあとに爽やかな気持ちが残ると言われています（平木, 2012）。学生同士で争いが起きたとき、指導者に対して言いたいことが伝えられなかったと

きなどに、アサーションを用いて、どのようにコミュニケーションを図ったらよかったのか、学生と一緒に振り返るのもいいですね。

　多職種連携の時代、看護職はさまざまな職種をつなぐハブ的な役割を担うことが多くなりました。ときには、<u>言いにくいことも上手に伝えて連携を促進する力が求められます</u>。看護職にはアサーションスキルの習得が求められているのです。学生のうちから鍛錬し、チーム医療の推進力となるような人材を育てていきましょう。

Recipe 8
演習

ピア・ラーニングを通して
学び合う
――いつもとは違った関係をつくってみる

［内藤知佐子］

レシピのポイント

- 関係を崩し、いつもとは違った相手と問い合う場をつくる
- ピア・ラーニングで学生の秘めたる意欲と能力を引き出す
- 「教えなければ症候群」から脱し、学生同士の時間をつくる
- 学生から教員や指導者への質問＆発問タイムを設け、双方に
  とって有益な時間にする

いつもの関係性を崩してみる

　ここまで、主に教員や指導者から学生に対する発問と応答について話をしてきました。しかし、「問う・答える」の関係が長く続くと、気づかぬうちに学生が受け身になってしまっていることがあります。

　そのようなときは、学生同士で「問う・答える」を行う時間を設けたり、学生から教員や指導者に対して質問を行う時間を設けると、思いがけない気づきや発見が生まれ、場が活性化します。ときには日常の関係性を壊し、いつもとは違った相手と問い合う場をつくってみましょう。

ピア・ラーニングの重要性

　ピア・ラーニングとは、ピア（peer：仲間）と、学ぶ（learn）ことを

指します。ここで言う仲間とはクラスメイトのことで、一般的なピア・ラーニングは、教室場面での学習を想定し、「対話をとおして学習者同士が互いの力を発揮し協力して学ぶ学習方法」（舘岡, 2007）とされています。

　また、広い意味での学習目的は、「仲間といっしょに学ぶことによって、人と人との社会的な関係を築き、自分の考えを検討し視野を広げ、さらには自分自身を発見していく」ことができるとされています（舘岡, 2007）。

　このピア・ラーニングを、振り返り（リフレクション）の場で活用してみましょう。リフレクションのプロセスでは、「学習者のオープンさや、意欲（モチベーションの高さ）、積極的参加が重要になる」（田村・池西, 2017）と言われています。

　ちなみに、教員である筆者が学生とリフレクションを行う際に意識していることは、❶気兼ねなく話せる雰囲気づくり（心理的安全性）、❷共感的な傾聴、❸もっと話したくなる応答、の３点です。

　そして、集まれば、意識しなくても自然とこの環境が構築されるのが、学生同士の強みです。<u>同じ境遇にある仲間だからこそ、分かりあえる</u>ことがあるのです。

　あえて教員や指導者は入らず、学習者だけの時間をつくることは、非常に有効だと感じています。そのとき、リフレクションの目的を具体的に提示すれば、単なる雑談や愚痴大会で終わることも回避できます。

🔖 ピア・ラーニングの例——指導者への不満を共有してみる

　以下に、筆者のところへ相談に訪れた看護学生たちと行った、研修の１場面を紹介します。

＊

　基礎実習が終わり、領域実習を控えていた学生たちは多くの不安を抱えていました。そんなとき、講師を務めていた筆者のところへ学生たちが研修に訪れました。内容は、指導者との関わり方についてのものでした。

　そこで筆者は、手厳しい指導者との関わりに難しさを感じていた学生たちに対して、来月から始まる領域実習に備え、ピア・ラーニングを活用した対策方法の検討を試みました。

> 「今からグループごとに、皆さんが抱えている、指導者との関わり方の難しさを共有していきましょう。お互いの不安を共有し、改善策を検討していきます。こんなこと言ったら……なんていう遠慮は無用です。ここまでの実習を通して指導者に対して感じていること、体験したことを、正直に付箋に書き出してみてください」

　すると、筆者が講師として第三者的な立ち位置で参加していたこともあり、学生から面白いほどたくさんの思いが噴き出てきたのです。

　学生同士、頷き合いながら聴いてもらえるため、また、吐露することで気持ちも楽になるので、話し合いに参加する姿勢も前のめりになり積極性も増していきました。

> 「たくさん思いを出してくれてありがとう。でも、どんな患者さんにも寄り添うのが看護師の生業（なりわい）です。なので、その指導者にも寄り添いたいと思います。なぜその指導者は、そのような振る舞いをしたと思いますか？　グループ内でディスカッショ

〉　ンしてみましょう。考えられる理由を付箋に書き出して、どん
　　〉　どん貼り付けましょう」

　今度は、自分たちでさまざまな理由を考え出します。〈体調が悪
かったんじゃないか〉、〈忙しかったんじゃないか〉、〈師長さんに怒
られたあとだったかも〉、〈患者さんを守るためにしたことじゃない
か〉、〈自分たちの報連相が十分でなかったせいじゃないか〉、〈相談
するタイミングが悪かったんじゃないか〉、〈自分たちの成長を期待
して厳しいことを言ったのかもしれない〉、〈彼氏と喧嘩したんじゃ
ないか〉、〈身内の不幸があったのではないか〉、などなど。

　それはもう、健気だなと感じるくらい、たくさんの理由が出てき
ました。
　また、仲間の意見を聴くことで、「そっかあ、その可能性もある
ね」と、視野も広がっていきます。視野が広がるとますます面白く
なり、「あっ、もしかしたら、こんな可能性も！」と、さらに意見
があふれ出てきます。

　　〉　「すごい、うれしい。思いつく理由がたくさん出ていますね。
　　〉　世の中には、自分で変えられることと、自分では変えられない
　　〉　ことがあります。今、出してくれた多くの理由のなかで、自分
　　〉　で変えられることは、どれですか？　貼り付けた付箋の隣に星
　　〉　印を書いてみましょう」

　　〉　「んー、師長さんのことは無理やし、彼氏も無理やんな。とい
　　〉　うことは、報連相と相談するタイミングかな」

　　〉　「そうですね、それなら自分たちで変えられますね。では、報

連相と相談するタイミングについて、もう少し深めていきましょう。まずは、タイミングについてです。基礎実習では、どんな風にタイミングを見計らっていましたか？ うまくいったとき、うまくいかなかったときを、仲間と共有してみましょう」

　このとき、学生たちを信じ、実際の経験を掘り起こしていくことがポイントです。全員で体験を共有することで、望ましい自分の姿をイメージすることができます。答えは教員ではなく、学生自身のなかにあるのです。

＊

　私たち教員は、「教えなければ症候群」に陥りがちです。そして学生自身が考える時間を奪ってしまいがちです。学生の秘めたる意欲や能力を具現化することが、教員の務めです。ピア・ラーニングをとおして、学生が持つ可能性を開花させることを実践してみてください。

教員と学生の立場を入れ替えてみる

「教えなければ症候群」から脱出するために、教員と学生の立場を入れ替え、学生から教員への質問＆発問タイムを設けることも有効です。
　これは、教員が初めて学生と出会う４月のクラス開きや、学生が初めて指導者と出会う実習の初日に行うと効果的です。
　まずは忌憚なく、何でも聞きたいことを学生に発言してもらいます。そのとき教員や指導者は、正解を教えることを目的とせず、どのような内容に対しても臨機応変に回答するようにします。

そうすることにより、この質問＆発問タイムを、教員や指導者にとって、自己開示の機会にすることができます。

〉「先生、看護師に一番大切なことは何ですか？」

〉「全員にあてはまるか分からないけど、私が思うのは○○かなあ」

　例えばこのように自分を開示し、自分を知ってもらうことで、「未知の存在」から「知っている存在」に変わることができるのです。
　人間は未知のものに対して脅威や不安を感じる生き物です。<u>ありのままの自分を学生に知ってもらうことで、学生にとっての安全基地になる</u>ことを目指しましょう。

余興的スペシャルday

　この教員への質問＆発問タイムは、学生のやる気が低下しているとき、ちょっと疲れ気味なときにも使えます。

〉「なんと、1年に数回しか訪れないスペシャルdayがやってきました。今日は〈自分で調べて！〉なんて一切言いません。教員が何でも答えちゃうスペシャルdayです。だから、私たちに何でも聞いてください！」

　というように、余興的に利用して学生たちをリフレッシュさせることもできます。
　つねにモチベーション高く生活することは困難です。<u>調べなくて</u>

もいいんだ、聞けば何とかなると思えば、人間は行動できるものです。

　脳科学の世界には、とにかく動くことがやる気の根源であるという考え方があります。私たちのなかにある「べき論」から抜け出し、ときには授業に変化をつけて、学生が動きたくなるような場を演出していきましょう。

実習中の
レポートとの向き合わせ方
──自分のために書けるように

[高橋聖子]

レシピのポイント

- レポート提出で学生を寝不足にしてはいけない
- 学生にとって意味（利益）のある学習を提供する
- 「なぜ、それが知りたいの？」で深掘りをする
- ほかの人を参考にすることは悪いことでない。それが、最終的に自分のものになっているかが重要

要領のよい学生と悪い学生

　実習中、学生は多くの記録物を提出しなければなりません。実習日誌だけでなく、看護過程、自己学習成果、学びのレポート、カンファレンス議事録など記録物のオンパレードです。

　要領のよい学生は効率的に学習をして、優先順位をつけて書き上げますが、要領が悪い学生は、新しいものだけでなく、先に提出したものの修正も同時に溜まっていき、お手上げ状態になってしまいます。

　寝不足が続き、覇気がなくなりモチベーションは下がる一方です。がんばれと言われるたびに苦しくなって、「わたし、看護師に向いていないと思います」と看護師になることを諦めてしまう学生もいます。

寝不足のままベッドサイドに立たせない

　立派な看護師になってほしいから、自分がやってしまった失敗をしてほしくないから、私たち教員は、学生に訴えます。「勉強しなさい！」「勉強しないで看護師になれるわけがないでしょう」「がんばりなさい。努力が足りないんです」と。

　レポートの提出が溜まり「2時間しか寝てな～い」なんて言っている学生には、「睡眠不足でベッドサイドに立たないでください！患者さんの安全が守れません！」「前々から学んでいることです。準備しておくことです！　勉強しないで、患者さんのところに行かないでください。失礼です！」と厳しく指導したりもします。

　疲れ果てたところに、こんな厳しい指導をされた学生はたまったものではありませんが、これらの言葉に間違いはありません。私たちは教員である前に看護師です。患者さんファーストの前提は看護師である以上、譲れないことです。それは教育の現場でも同じです。

　患者さんを思い、患者さんを守るのであれば、<u>ベッドサイドに寝不足の学生を立たせてはいけません</u>。そして、<u>学生が寝不足だったら、それは教員の責任</u>です。

　それでは、どうしたら効率よくレポートを書いてもらえるようになるのでしょうか。

レポートの枚数を指定することのデメリット

　自己学習をさせて成果の提出を求めるとき、レポートの枚数や全体の文字数を学生に提示することはありませんか？　そうしなければ、学習を始められない学生がいるからです。また、ある程度の量を指示しないと、深く考えもせず書いて提出してくるので、たとえ力ずくであっても学習する機会を与えなければと考えます。

しかし、これが逆効果になるときもあります。こちらから枚数あるいは字数というノルマを設定しているので、学生からすれば、ノルマさえ達成すれば質を問われる筋合いはないからです。

「一生懸命書いてきました。これは私の一生懸命です。受け取ってください」と言われてしまえば、それまでです。

なぜ教員の熱意は伝わらないのか？

　一生懸命書きましたと言われても、もしこの段階で、「清拭の方法」について調べたことを書いてきたとしたら、「どうして今ごろ清拭の方法なんですか！　今、清拭の方法も知らない人に、実習なんてさせられません！」となります。

　こちらは頭から湯気が出そうになっているのにもかかわらず、当人の反応はイマイチで、心に響いているようには見えません。

　ではなぜ、教員の声は学生の心に響かないのでしょう？　なぜ楽をしようとするのでしょう？　それは、**教員が求めている学習が、自分の利益になると感じていない**からです。

　なので、教員は、その学習が自分の将来の利益になることを、学生に分かってもらうように発問しなければならいのです (p.21)。

　その学習が自分の利益になることが分かれば、レポートにも意欲的に取り組むようになります。

答えを聞かれても、すぐに答えてはだめ

　また、やる気が出ず、楽をしたい学生は、すぐに答えを求めてきます。答えを考えるための質問であればよいのですが、**答え自体を求めることは、考えることを放棄しているということ**です。

　これは、次第に癖になってくるので、学生が「先生これってどう

いうことですか？」と答えを求めてきたら、答えを言わずに、このように返してみてください。

〉「なぜ、それが知りたいの？」

　すると学生は考えることを始めます。そうすれば、その先、以下のように展開できるのではないでしょうか。

〉「すごい！　そこに着目したところが素晴らしい！　それって
〉当たり前だと思っていたけど、案外分かってなかったかも。そ
〉れさ、わたしも知りたいから、調べてレポートにして教え
〉て！」

　このように、それが**教員自身の興味でもあると反応し、学生の「知りたい」を喚起させて**ください。調べることの楽しさを知るきっかけになるでしょう。

🔖 実習目標立案へのフォロー

　次に、実習日誌の作成について話をします。実習目標の立案に悩み、手が止まってしまう学生が多くいます。悩んでいるのであればまだよいのですが、あまり考えもせずに、思いつきの目標を書いて提出してくる学生もいます。
　行動計画についても同じです。先輩の日誌のコピーや雑誌のコピーを、丸写ししてくることもあります。
　コピーをしたり、参考にしたりすることが悪いのではありません。その**目標や行動計画が、誰かほかの人のものではなく、「自分のもの」になっているか**が重要です。

そこで、実習に向かう自分と向き合い、実習でどんな利益が得られるのかを考えてもらうために、目標は「○○をすることができる」ではなく、「△△のために、○○をすることができる」と書くように指導します。

それができれば、次は、立てた目標のレベルを確認します。「もっとレベルを上げていいんじゃない？ 今のあなただったらできると思うけど」や、「結構その目標レベル高いかも。今日１日で達成できそう？ 挑戦してみるなら、わたしもフォローするわ」など、到達目標を再確認させるとともに、自分自身の能力を客観的にアセスメントするように促します。

行動計画の作成、振り返りが充実する

このように、教員のフォローを受けつつでも、自分自身の目標を立案し実習日誌に書くと、次は行動計画を具体的に記入できるようになります。「この目標を達成するためには、今日１日何をしたらよいか」と考えるからです。

また、実習目標を自身で定めることにより、何ができて、何ができなかったかを自覚するので、目標に対する積極的な振り返りが可能になります。

実習日誌を、起こったことや感想を綴っただけの日記ではなく、意味のある記録にするためには、まず実習目標と到達レベルを一緒に考え、そして最終的には学生自身に決定させることが大切です。

最初に苦労した時間はあとで必ず戻ってくる

以上、自己学習のレポート、実習日誌の作成を例に解説しました。提出物の作成で共通しているのは、逃げずに、腹を決めて向き

合ってもらうことです。そのためには、その学習が将来の利益になることを、学生に理解してもらわなければいけません。

　それが分かれば、レポートを書くスピードもアップするはずです。学生との関わりにおいて、**最初に投資した時間は、あとで必ず戻ってきます。**

［内藤知佐子］

ミスの振り返りで気をつけること
──心理的安全性とアンガーマネジメント

レシピのポイント

- 相手が安心して話せる雰囲気をつくる
- 自分の怒りをコントロールする──そうきたか、斬新！
- 相手に評価を意識させない
- いろいろな自分を発見してもらう

振り返りを行うときは環境に十分配慮する

実習先でミスをしてしまったとき、その学生はきっと落ち込んでいるはずです。一人で抱え込み自分を責め、苦しんでいるかもしれません。成長のために、ミスに対する振り返りは欠かせませんが、罰則的な振り返りは効果的ではありません。

また、「ダメな自分」や「弱い自分」をほかの人に見せることは学生にとって大変な脅威です。ですので、振り返りは、その人が気持ちを表出しやすい場所（どこがよいかは、メール、個室、休憩室など人それぞれ）で行い、また謝罪・反省ではなく、失敗は挑戦の証と捉えて、前向きな気持ちを引き出す雰囲気で行うことが大切です。

安全基地と心理的安全性

安全基地とは、居場所のこと。そこにいてもいいのだと、学生が安心していられる場のことです。人間は安全基地を認知してはじめ

て好奇心が外に向いていくとされています。最近では、Google の研究で心理的安全性という概念が明らかにされました。心理的安全性とは、他者の反応に怯えたり、羞恥心を感じたりすることなく、自然体の自分を表出することのできる環境や雰囲気のことを指します。パフォーマンスの高いチームに共通して、安全基地、つまりメンバーの心理的安全性が保たれていることが明らかになっています。

自分の怒りをコントロールする──アンガーマネジメント

　振り返りをするとき、相手のミスの部分だけに目がいき、怒りによって、表情、口調ともに険しくなっていませんか？　ときに誤りを厳しく正すことも必要ですが、これが常態化していると心理的安全性は保たれません。

　怒りは、自分を守るための重要な感情とも言われています（戸田, 2015）。ただし、やみくもに怒りの感情をぶつけると、相手を傷つけ、伝えたい内容がうまく伝わらないだけでなく、自身の信用を失うことにもつながります。怒りをコントロールして、自分にも相手にも、上手に対処できるようになりましょう。

　諸説ありますが、怒りのピークの持続は 6 秒間と言われています（戸田, 2015）。この 6 秒の間にやってはいけないことは「反射」です。反射的に言い返す、反射的ににらむなどの行為を、他の行為に置き換えてやり過ごすことがコツです（安藤, 2016）。

　具体的には、手の平を「むすんで、ひらいて」する、100 から 7 を引いていく暗算をする、腿をゆっくり軽く叩くなどが効果的だという報告があります。

　ですが、これらの行為が怒っているサインだと相手に見破られている場合は、かえって相手を威圧することになります。そんなときには、心の中でこんな呪文を唱えるといいかもしれません。

> 「そうきたか、斬新！」

　私たちは想定外のことが起きると驚き、驚きから自身を守るために怒りとして感情を表出することがあります。想定外のことが起きたら、まずはこの呪文を唱えて意図的に目の前の事象を受け止めるよう自身を仕向けましょう。
「斬新」という言葉を使って目の前の事象に新規性を持たせ、初めての事象だから驚いて当然だと、自身に理解させることがミソです。

📍相手に評価を意識させない問い方をする
── Youメッセージをなくす

> 「Aさん、おつかれさま。今日ミスが多かったけど、自分では
> どう思う？」

　この問いかけですが、よい問いかけかどうか、皆さんはどう思われますか？
　一見相手を思いやっているように見えるのですが、実はこの問いかけには「Aさん、（あなたは）今日ミスが多かったけど、自分ではどう思う？」という、かっこ部分のメッセージ、あなたは、が隠れています。
　これはYouメッセージと呼ばれるものです。このように**Youメッセージを含む問いかけには、評価のニュアンスが含まれることが多くなるので、気をつけましょう。**

> 「（あなたは）仕事が早いですね」
> 「なぜ（あなたは）片付けられないの？」

のような問いかけにも You メッセージが含まれていますね。

　この評価を連想させる You メッセージを回避するコツは、<u>焦点を「人（あなた）」から、「事柄」「理由」「気持ち」「目的」へ移行する</u>ことです（大谷, 2019）。たとえば、確認を怠ったがためにミスをしてしまった人に対しては、

〉「なぜ（あなたは）確認しなかったのですか？」

　ではなく、

〉「確認を省いた理由は何ですか？」

　と、「理由」を聞くようにするとよいでしょう。

　このスキルは、**相手が非を感じている場合や、職位によるポジションパワーがはたらく場合に意識して活用**してみてください。指導者は責めているつもりでなくても、事実確認の場面が尋問のようになっていることがよくあります。

よかったことも振り返る

「振り返り」と言うと、どうしてもネガティブな部分の改善を目指したものになりがちですが、改善を指導する前に、まずは**自分のネガティブな点を認め、事実を受け入れること、弱さを認めること**（p.100 の **Column** ▶「ネガティブ・ケイパビリティについて」参照）が重要です。それが未来への糧になります。

　では、振り返りからより大きな糧を得るためのコツを最後にお話

しします。それは、**よかったことも同時に振り返る**です。

　これについては、「他人から向けられた笑顔を5つ思い出す」「今日よかったことをできれば3つ思い出してリフレクションシートに書き出す」という実践をされている方もいます。

　このような行為からセルフ・コンパッション（self-compassion、p.117）を高め、自分も他人も大切にできる人材育成につなげていけるといいですね。

Column

ネガティブ・ケイパビリティについて

　私たちはいつも何かの問題に直面していて、なぜそんなことになってしまったのだろう、いったい何がいけなかったのだろうと思い悩みます。ネガティブ・ケイパビリティとは、「早急に理由や証明を求めずに、不確実さや不思議さ、懐疑の中にいることができる能力」を指します（帚木, 2017）。

　人は、物事を「理解」し、そして問題を解決し、何かを成し遂げようとします。しかし、そうではなく、分からないことを分からないまま、宙ぶらりんの状態で受け入れ、耐える。この能力がネガティブ・ケイパビリティです。

視野が狭い学生への対応
――学生と一緒に悩んでみる

［高橋聖子］

レシピのポイント

- 気づきの分だけ看護がある
- 学生からは見えていない世界を引き出す
- 「どうすればいいかなあ……」と、相談スタイルで一緒に悩む

気づきの分だけ看護がある

　カンファレンスでの 1 場面です。学生から、受け持ち患者さんの夫が DV をしているかもしれないと、問題提起がありました。

＊

　患者 A さん、80 代女性は、腹部の手術後、創傷部の治癒が遅延していました。腹部にある離開したままの創部は大きなガーゼに覆われ、動くこともままならない安静状態が続いていました。

　キーパーソンは、同じく 80 代の夫です。夫は、電車とバスを乗り継いで毎日昼食の時間帯に合わせて面会に訪れ、妻の食事介助をしていました。「もう食べられない」という A さんに対し夫は、「もっと食べろ！」と、いつも怒鳴り口調です。

　そんな様子を見た学生は、夫の妻に対する DV 疑惑を持ち、カンファレンスの場面で話題に挙げたのです。

　学生たちは、「患者さんは食べられないって言っているのに、ご主人は〈食べろ〉って無理やり食べさせています。患者さんが、か

わいそうです」「私も怒鳴っているのを聞きました。患者さんが気の毒です」と、口を揃えて訴えます。

しかし、教員や指導者の目には、毎日遠くから面会に来て、食事の介助をするご主人の献身的な介護や、早くよくなってほしい一心で妻に関わっていることが見えていました。心配しているからこそ感情が高ぶりイライラしてしまうことも知っています。

*

ここでのポイントは、**教員や指導者から見えている一面を、発問と応答を通して、学生に自ら気づいてもらう**ことです。

学生から見えていない世界を引き出す

学生から見えている世界と、教員や指導者から見えている世界には違いがあります。いわゆるエキスパートは、広く全体を見つつ、ときにはピンポイントで詳細に観察をしながら、何が起きているのかを捉えていきます。

それに対して学生は、ある1場面だけを見て全体を把握したつもりになってしまうことがあります。その**視野を広げ、多角的に現象を捉える力を養うのが、教員や指導者の役割**です。

このような場面で、皆さんはどのように学生に問いかけますか？もしかすると、こんなふうに問いかけてはいませんか。

「なぜ、DVだと思うのですか？　ご主人は、遠くから毎日面会に来られているんですよね？」
「ご主人は、なぜ毎日来ていると思いますか？」
「みなさんのご家族が同じ状況になったら、みなさんは心配して怒ったりしませんか？」

「皆さんのお母さんを思い浮かべてください。心配しているの
か怒っているのかわからないときがありますよね？　それと同
じ状況だと思いませんか？」

　一見、学生の意見を聞く問いかけのように聞こえますが、よく読
むと実は、すべて教員・指導者側が自身の見方や価値観、つまり自
分から見えている世界を一方的に伝えてしまっています。
　それでは、どのように問いかけると、学生から見えていない世界
を引き出せるでしょうか。

● **情報を整理するための問い**（情報整理の発問）　まずは、情報を整理す
るための問いを投げかけます。このあとに控えているアセスメント
に必要な情報を拾えるように意識的に投げかけます。

「ご主人は、毎日どこから来ているの？（家族の居住地）」
「ここまでどうやって来ているの？（交通手段）」
「昼ごはんのときだけ来ているの？（面会の時間帯）」
「どんなふうに怒っているの？（怒りの程度や状況の確認）」

● **客観的アセスメントにつなぐ、視野を広げる問い**（活動想起の発問）　材
料が揃ったら、客観的アセスメントにつなぐために視野を広げる
問いを投げかけます。ここでのポイントは、学生から見えている
世界を広げることです。患者や夫の目線になれるような問いを投
げかけ、多角的に物事を捉えられるよう情報を補完していきます。

「患者さんは、（怒る夫のことを）どう思っているの？（Aさんか
ら見えている世界）」
「なんで（夫は）そんなに食べさせたいんだろうか、患者さんは

〳 嫌がっているのに……（夫から見えている世界）」

　このように、学生が自分自身をＡさんや夫に置き換えて考えられるような問いを投げかけると、「（互いに）毎日顔が見られるだけでも安心するかな」「（夫は）よくなって欲しいから怒鳴っちゃうのかな？」「心配だからかな？」「もしかすると、Ａさんのこと好き？」など、いろいろな声が聞こえてきます。これは、**質問ではなく意図的な問いかけ「発問」**です。

　看護師の主観だけでケアをすれば、自己満足の看護になってしまいます。患者さん本人、また家族はどう思っているのかという問いを投げかけることにより、学生の思考を「患者中心の看護」へつなぐことができます。

相談スタイルの問いで一緒に悩む

　視野を広げる質問をしたあとは、どのような看護が求められているかを考えていきます（内容具体化の発問）。ポイントは、教えずに相談スタイルで問いかけて一緒に悩むことです。

〳 「すごい、たくさん案が出ましたね。それでは結局、私たち
〳 は、どうすればいいのかなあ……」

　すると学生からは、早くプロである看護師に介入をしてもらうこと、2人きりの時間と空間をつくって、キスしたりハグしたり、頭をなでてもらうなどスキンシップができる時間と空間を提供することなどが提案されました。そして、積極的に夫とコミュニケーションを取り、笑顔を増やすことなどのケアプランが立案されました。
　よくない例として示したありがちな問いかけでは、「ご主人は

DV をしているのではない。患者と家族の立場に立って考えること
が大切」と、抽象的で当たり前の答えで終わっていたのではないで
しょうか。

　予定調和で終わらないためには、相談スタイルの問いを投げか
け、学生と一緒に悩み、学生が秘めている力を溢れ出させることが
大切です。

Recipe 12 実習

カンファレンスの
テーマが決められない
——大丈夫、それってぜんぜんヤバくない

[内藤知佐子]

レシピのポイント

- テーマは学生に選んでもらってもよい
- 学生が自分でテーマを決めたときは、たとえ期待外れでも否定しない
- テーマが決まらないときは、その日の一番の出来事を取り上げる
- テーマは、指導者と事前に共有しておく
- カンファレンスでは初発問を大切に。すぐに答えられる問いから始める

カンファレンスの必要性

　そもそも、なぜカンファレンスが必要なのでしょうか。実習におけるカンファレンスの目的は、体験の意味づけです。学校で学んだことがどのように臨床現場で実践されているのか、単に「〇〇を見た」「〇〇を経験した」という表面的な学びで終わらせないことが大切です。

　どのような体験をし（事実）、そこで何を感じ（感情）、どのような学びを得たのか（教訓）、そして今後どうしていこうと思うのか（今後の方針、行動計画）、この4点を意識させましょう。省察的に物事を捉えさせるとともに、自己の課題も明確にし、さらなる成長につないでいくことが大切です。

カンファレンスのテーマは、どのように決めていますか？

　皆さんの施設では、どのようにカンファレンスのテーマを決めているでしょうか。学生に一任して自由度を持たせている施設もあると思います。しかし、当の学生たちはテーマを決めることに負担を感じていませんか？　また、やっとテーマが出てきたと思ったら、内容が浅くがっかりしたという経験はありませんか？

　<u>テーマは、学生が決めても教員が決めても構わないと私は考えています</u>。

　学生からテーマを出してもらう場合は、事前にそのテーマに決まった経緯を確認しておくと、当日のファシリテーションがしやすくなります。

　また、教員からテーマを提供する場合は、なぜそのテーマについて考えてほしいのか、その理由を伝えるとよいでしょう。つまり、学生と教員のどちらが決めるにしても、<u>「なぜ」そのテーマを取り上げるのかという目的の確認や共有が必要</u>だということです。

教員がテーマを決める場合

　まず、複数のテーマを箇条書きにしておき、学生に選んでもらうという方法があります。テーマ案には学生が受け持っている患者さんに関連したワードが盛り込まれていると、ディスカッションがしやすくなります（**表8**）。

　また、実習中によく遭遇するワードを含めておくと、学生はアンテナを高く張り実習に取り組むようになるので、意図的に視野を広げることができます。

　教員から一つの決まったテーマを提示する場合は、問いを大切にしましょう。そのテーマのどのようなことについて考えてほしいの

表8 カンファレンステーマの例

- 入院時に延命治療を受けるか否かを選択しなければならないことについて
- 不安や痛みを訴える患者に対して看護師にできることとは
- 病院で死ぬということと、家で死ぬということ
- 何が患者にとっての幸せなのか
- DNR（蘇生処置拒否）の患者に対して看護師にできることとは
- 障害受容の過程について――受け持ち患者は何期にいるのか、そしてどう支援するか
- 孤独な患者は、なぜ孤独になったのか？
- 部屋移動を申し渡される患者の気持ち
- 個室の患者と大部屋の患者のメリットとデメリットについて
- 退院支援会議（多職種連携会議）における看護師の役割

か、枠にははめず、答えも誘導しない程度に伝えられるとよいです。

　医療の現場には、答えが一つではない問いがたくさんあります。また、自分とは違った価値観を持つ人と協働しなければならない場面に多く遭遇します。カンファレンスは、自分とは違う価値観を持つ仲間の意見に耳を傾けることを学ぶ、絶好の機会にもなります。

答えを欲しがる学生には

「この問いには答えはありませんよ」。そう説いても、どうしても答えを欲しがる学生はいます。そんなときは

　　「何でこのテーマを入れたかというとね、実は先生も学生時代
　　にこの疑問にぶつかったんだけど、まだ答えが出ないの。でも

これは、すごく大事な問題で、この問題を無下にせずに悩み続けることこそが、看護師が一生かけて取り組む課題ではないかと、最近はそう思うようになったの。そして、若いときにそれに気づいたほうが、成長につながると感じているので、今回テーマに入れたのよ」

のように、伝えるとよいでしょう。

学生が自分でテーマを決める場合

　学生にテーマを決めるように促した場合は、**どんなに陳腐と思えるテーマが出てきたとしても、まずはいったん受け入れましょう。絶対に否定しない**ことです。

　教員からすれば、内容が薄いとか、何で今それなの？　とか、言いたいことはたくさんあると思いますが、学生なりに悩んで出してきたテーマです。まずは、受け止めることが大切です。「おっ、いいね。面白そう！」と、ひと言、ポジティブなメッセージを返したあとで、「どうしてこのテーマになったか、教えて」と興味を持って聞けば、学生はそこに至った経緯を伝えてくれるはずです。

　経緯が分かれば、抽象的だったテーマに具体性を持たせたる道筋が見え、ディスカッションもしやすくなります。どんな種も育ちます。私たちの発問と応答で、その種が発芽できるよう支援していきましょう。

あっ、どうしよう、誰もテーマを用意していない……

　その日は、朝からイレギュラーな事態に追われ、学生も教員もテーマを検討できていなかった、なんて日もたまにはあります。そ

んな日に限って、臨床の指導者が出席してくださるとなれば、さらに大ピンチです。そんなときには、この技を使いましょう。

それは「今日の１番！」です。学生に目を閉じてもらい、こう伝えます。

> 「今日も１日お疲れ様でした。では、今日の実習を振り返りましょう。今日起こったことで、最初に頭に思い浮かぶのは、どの出来事ですか？」

今日の１番を皆でシェアするのです。最初に思い浮かぶシーンは、１日のなかでも特に印象的な場面のはずです。そして回答に対して「どうして、そのシーンだったの？　教えて、教えて」と、さらに掘り下げていくと、そのときの状況や感情が共有されていきます。皆で共感的傾聴をして、そのなかで浮かび上がった、頑張れたことや改善点を共有していくのです。

心が動いたときに学びが起こると言われています。臨床の現場には、学生の心を動かす場面がたくさんあります。その場面をいかに拾い、気づきや学びにつなげていくか、それが教員の役割です。

カンファレンスのテーマは、指導者とも共有をしておく

カンファレンスでは、教員、指導者とも互いに準備が必要です。カンファレンスのテーマが決定したら、事前に指導者とも共有をしましょう。なぜなら、指導者はテーマに応じてカンファレンスが始まるまでの間に、そのことに関する情報収集をしてくれるからです。

学生にとって、指導者から得られる情報は非常に有益であり、心に残るものとなります。効果的なカンファレンスにつなぐためには、こういった教員の根回しが大切です。

また、カンファレンスの場では

）「プロはどんなふうにしていますか？」

と指導者にも投げかけて、実践的な看護師の思考や物事の捉え方を教えてもらいましょう。

　そのためには、**教員の「指導者を巻き込む力」が大事**です。また、事前にテーマを共有しておけば、指導者も試されているというプレッシャーを感じることなく答えやすくなります。

初発問を大切にして、段階的に掘り下げていく

　カンファレンスにおける発問は、とくに初発問を意識し、答えやすい問いから始めるようにしましょう。というのは、初発問が答えにくいと、一気に場が凍りついてしまうからです。**すでに皆が知っている内容や資料を見れば答えられるような簡単な問いにする**ことがコツです（p.64）。

　そうやって安心安全な雰囲気をつくってから徐々に深い問いへ誘っていくと、学生は集中力を高めながら、考えることに没頭していくことができます。

**「DNRの患者に対して看護師にできることとは」という
カンファレンスでの段階的発問の例**

ステップ 1：DNR という言葉を聞いたり、カルテで見たことがありますか？
ステップ 2：DNR には、どのような意味がありますか？
ステップ 3：皆さんの受け持ち患者さんは、DNR についてどのような記載がしてありましたか？

ステップ4：DNR という選択をしている患者さんに対して、病棟の看護師は、どのように関わっていたか教えてください

ステップ5：DNR という選択をしている患者さんに対して、今日見たこと以外に、どのようなことが看護師にはできるでしょうか？

　良質な問いが人を育てます。スモールステップを用いて徐々に深い発問に移行していき、学生が思慮深く考えられる場づくりをしていきましょう。

実習で
輝かせるための支援
──放置しないこと、支援を怠らないこと

［高橋聖子］

レシピのポイント

- 個人の能力を IQ や EQ だけで判断しない
- 何に「怯えて」いるのかを探り、原因を取り除く
- 実習指導者との連携を大切にする
- セルフコンパッションを高めてもらう

IQとEQに振り回されない

IQ（Intelligence Quotient） と EQ（Emotional Intelligence Quotient）は、個人の特性や適性を知るときに指標として用いられることがしばしばあります。

看護師は、「心の知能指数」である EQ の高さを求められます。「おしはかる」や「共感する」「相手の感情を受け止める」「自身の感情を認知しコントロールする」など、相手と自分の心を客観的に捉える能力を備え、そのときどきで対象者にとってのベストを考えて行動する力が求められるからです。

したがって、看護師としての能力が足りていないと感じたとき、EQ を引き合いに出して、個人の能力を査定してしまいがちです。ですが、勘違いしないようにしましょう。**個人の能力を IQ と EQ の２面だけで捉えることは危険**です。

実習でつまずく学生＝EQが低いとは限らない

　実習でつまずく学生のなかにはIQが高い学生もいます。自立していて、努力家で学力も高く「優等生」と呼ばれる学生でも、実習に行くと「ダメだ、こりゃ」となってしまうことがあります。

　ですが、IQが高い学生がつまずいたとき、それはEQが低いからとどこかで思ってはいませんか。IQが高いがために、いろいろなことに気づき過ぎて、一歩が踏み出せていないこともあります。

　空気を読み過ぎていたり、自分自身をよく分かっているので「患者さんの迷惑になっているんじゃないか」「今の技術で患者さんと向き合うなんて申し訳ない」と、謙虚さが先に立っていたりするのかもしれません。

　また、EQが高い学生が、必ず実習で輝くわけでもありません。いくらEQが高くても基礎的な知識が身についていなければ、いざ実習に出てみると分からないことばかりで、気が引けることもあるでしょう。

　どちらにしろ、<u>何かに「怯えている」のです。個人の能力だけの問題ではない</u>のです。まず、学生が何に「怯えている」のかを探ることが大切です。そうです、原因が分かれば対処ができます。

怯えている学生を放置しない

　実習において、学生が「怯えている」ことをいくつか挙げてみます。

学生が「怯えている」ことの例

- 家庭や学校という守られた社会から外の社会に出る不安と恐怖
- 何度も同じことを聞いてはいけないと言われるプレッシャー

- 何を勉強したら、教員や指導者から求められることに正解が出せるのかが分からない
- 初めて経験する現場の雰囲気と、忙しそうに目の前を通り過ぎてゆく指導者の姿に圧倒される
- 指導者やスタッフに声をかけるタイミングが分からない
- 患者にけがをさせたり、病気を悪化させたりしないかという恐怖
- 困っていても、そばに助けてくれる人がいない孤独と緊張、など

　このように、挙げればキリがありませんが、<u>怯えを解消するという視点で一つ一つを見ていけば、解決はさほど困難ではありません。</u>以下に対策を挙げてみます。

怯えに対する解決策

- 医療現場の実情と医療機関という社会について、授業でイメージさせてから実習に送り出す
- 分かったふりはせず、何度も確認して大丈夫だと伝える
- 問題点を焦点化して（絞って）答えさせるようにする。あれこれ長く話さなくてよい
- どんなときに声をかけてはいけないかを具体的に説明し、それ以外は声をかけてよいと説明する
- 患者の観察やケアについて「これをしてはいけない」「これは危ない」「こんなときはすぐに報告」など、具体的なシミュレーションを行っておく

　このように、怯えの原因を放置せず、学生側の気持ちになって支援を行うことで、不安を解消することが可能です。<u>学生の怯えは、知らないから、もしくは、そう思い込んでいるから起こることが多いのです。</u>

実習指導者との連携を怠らない

　実習指導者と連携を図ることも忘れてはいけません。指導者との事前の打ち合わせはとても大切です。

　打ち合わせでは、学生の個別性を知ってもらうとともに、学生に行ったオリエンテーションの内容を伝え、学生に対する関わり方の方向性を共有します。

　情報を共有し連携を図ることによって、実習指導者も指導がしやすくなるので、連携することは双方にとって大変重要です。

セルフ・コンパッションのすすめ

　「自分への思いやり」のことをセルフ・コンパッションと言います。セルフ・コンパッションを高めることで、自分の感情を広く受け入れ、偏りのないバランスの取れたものの見方ができるようになります。

　そして、失敗した自分を労り、完璧でない自分を認められるようになります。

　実習中の学生は過度の緊張のもと、慣れない社会で学んでいます。まだ信頼関係を結べていない大人から指導を受け、自己肯定感が削がれていくこともあります。努力をしても報われなかったり、よい結果が出なかったりすると、自分を責めるようになります。

　そんなとき、学生が自らの力で自分自身をケアできるように、セルフ・コンパッションの考えを取り入れてみてください。

セルフ・コンパッションの高め方

人間の脳には、愛情ホルモンと呼ばれるオキシトシンや、天然の鎮痛薬と呼ばれるオピオイドの分泌作用があり、気持ちを温かくしてくれる「思いやり回路」が存在しています。

下垂体後葉から分泌されるオキシトシンは、子宮収縮を促し、射乳作用を持ちます。簡単に言えば赤ちゃんがおっぱいを吸うと母乳をもっと出しなさいと指令するホルモンです。

また、オキシトシンは母子間だけではなく、スキンシップによっても分泌され、信頼関係に深く関わるホルモンでもあります。

このハッピーホルモンを出すために、学生にセルフ・ハグ（サポーティブ・タッチ）をさせます。自分自身を両手でぎゅーっと抱きしめるのです。このとき「私大好き！」と思いながらセルフ・スキンシップをするとより効果的です。オキシトシンが分泌され、情緒を安定させます。

次に、「今日も1日よく頑張ったね」と言いながら自分の頭を「よしよし」させます。脳は他人からの褒め言葉も、自分自身による褒め言葉も、同じ褒め言葉として反応すると言われています。自分で自分を褒めてあげることで、疲れた心と体を労ります。

そして最後に深く深呼吸をさせて、しっかりと脳に酸素を送り込みます。副交感神経を優位にして一気に緊張を解き、リラックスさせてあげます。

帰って来る居場所をつくる

以上、IQとEQについて、怯えの話、実習指導者との連携、セルフ・コンパッションの高め方と、いろいろ話しましたが、基本は、学生が「いつも見守られている」と感じるように関わることです。

実習では、学生を決して甘やかしてはいけません。ここを乗り越えなければ看護師にはなれません。ですが、厳しくも温かく見守ることを忘れずに、学生が帰って来る居場所をつくっておくことが大切です。

「お帰りなさい。今日1日どうだった？」「それは、なかなか大変だったね」「家に帰ってご飯を食べてエネルギーチャージだね。食べられそう？　糖分はしっかりとっておくんだよ」。

　こんな母と子の間で交わされるような、何気ない会話で労ってください。すごく心配だけど、母親は取り乱したりはしません。心配し過ぎると、子を不安にさせますし、かまい過ぎると、翌日布団から出てこられなくなることを知っているからです。そして、本人と替わってあげることはできません。

　ですから、教員は母親になったつもりで、学生を信じて見守ってあげてください。失敗しても落ち込んでも、いつもそこにいて見守ってくれる存在があればこそ、学生は飛び立てるのです。

実践編 文献

- 舘岡洋子 (2007). 日本語教育通信 日本語・日本語教育を研究する 第33回. https://www.jpf.qo.jp/j/project/japanese/teach/tsushin/reserch/033.html
- 田村由美・池西悦子 (2017). 看護のためのリフレクションスキルトレーニング. 看護の科学社.
- 戸田久実 (2015). アンガーマネジメント 怒らない伝え方. かんき出版.
- 平木典子 (2012). よくわかるアサーション:自分の気持ちの伝え方. 主婦の友社.
- 戸田久実 (2015). アンガーマネジメント 怒らない伝え方. かんき出版.
- 安藤俊介 (2016). アンガーマネジメント入門. 朝日新聞出版.
- 大谷佳子 (2019). 対人援助の現場で使える 質問する技術 便利帖. 翔泳社.

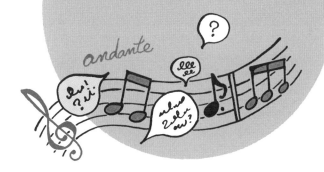

明日の授業で、
すぐに使える
フレーズ＆テクニック集

明日の授業で、すぐに使える フレーズ＆テクニック集

本文中に登場した、学習者の心を動かすフレーズとテクニックの数々を、
「使う場面」「ねらいと使い方のポイント」とともに、
一覧表にまとめました。

● フレーズ編

フレーズ	使う場面
「わたしの授業にようこそ。よろしくね！」	授業開き
「わたしは、〇〇することが大好きで最近〇〇をしました。皆さんのなかにも、〇〇が好きな人いるんじゃないかな」	授業開き、授業の冒頭、自己紹介
「わたしは、〇〇が苦手でこの間もびっくりして、まだどきどきしているんですよ。皆さんどうですか？ 苦手な人多いですよね」	授業開き、授業の冒頭、自己紹介
「わたしは、〇〇にはまっています。この前こんなことがあって嬉しかったです。なので、今日はノリノリで授業できそうです」	授業開き、授業の冒頭、自己紹介
「実はわたし、最近〇〇なことがあってへこんでいます。ちょっと元気ないかもしれませんが、精いっぱい頑張ります」	授業開き、授業の冒頭、自己紹介
「前回どのような内容に取り組みましたか？」	授業の冒頭
「〇〇について、これまでに聞いたことがありますか？」	最初の授業、授業の冒頭
「これを見たことがありますか？ 何をする道具だと思いますか？」	授業の内容を伝えるとき
「たくさんの考えが出ましたが、結局はどんなことが言えるでしょうか？」／「プレゼンでは、どんなことを話して共有したらよいでしょうか？」	学習の終盤、まとめに向けて
「なんでこういう結論に至ったのか、その過程を教えてくれませんか？」	学習の終盤、まとめに向けて。学習の意味づけが不十分なとき
「違う立場から見たらどう？」	学習の終盤、まとめに向けて。視野の狭さを感じたとき
「本当にそれで大丈夫？」／「ほかにも、こういう考え方があるんじゃない？」「もっとよくなるんじゃない？」	学習の終盤、まとめに向けて。学習の意味づけの確認

	ねらいと使い方のポイント	本文記述箇所	頁
	学生が来るのを心待ちにし、受け入れ態勢にあることを伝える。	実践編 Recipe 1	47
	自分の好きなことを開示し、教員自身に興味を持ってもらう。単なる自己紹介ではなく、「わたし紹介」をする。	実践編 Recipe 1	48
	コール＆レスポンス（呼びかけと応答）で、学生を会話の中に引き入れる。「わたし紹介」でよく使うテクニックの1つ。	実践編 Recipe 1	49
	日常のことを、ぶっちゃけトーク的に開示する。これも「わたし紹介」でよく使うテクニックの1つ。ポジティブバージョン。	実践編 Recipe 1	49
	上記のネガティブバージョン。	実践編 Recipe 1	49
	これまでの学習を振り返り、記憶を呼び覚ます。記憶想起の発問。	第1章「発問について」3 発問の種類	23
	学生の準備状況（レディネス）を知る。学生の知識の状態を探る。診断的発問。	第1章「発問について」3 発問の種類	23
	実物を見せることにより、興味や関心を引きつける。興味喚起の発問。	第1章「発問について」3 発問の種類	24
	学習の成果を意識させ、その日の学習について学生自身が意味づけを行うように促す。意味づけ促進の発問。	第1章「発問について」3 発問の種類	25
	再度、自分自身で意味づけを行ってもらうために、過程を問い、ゆさぶりをかける。	第1章「発問について」3 発問の種類	26
	自分の立場でしか考えられていない思考を、ゆさぶりをかけて一度崩す。	第1章「発問について」3 発問の種類	26
	学生が自身で出した答えを提案的に問い直し、最後にもう一度深く考えてもらう。提案的発問。	第1章「発問について」3 発問の種類	26

フレーズ	使う場面
「今回の学習でどんなところが一番大事だと思いましたか？」／「自分で成長を感じることに、どんなことがありますか？」／「どんなことが、次に生かせそうですか？」	学習のまとめ
「この看護とっても勉強になりました」／「皆さんのお陰で○○という看護について気づくことができました」	レポート提出後の授業で、レポートの内容を振り返るとき
「なるほど、そういうことが言いたかったのね」／「確かにそういう考えもあるかもね」	予期せぬ答えが返ってきたとき
「こういうところをもう少し考えるとよくなると思う」	予期せぬ答えが返ってきたとき
「最近やったことだよ」／「朝起きたらやることだよ」	発言がなく、発言を促したいとき
「たとえば、こういうものもあるし、こういう考え方もあるよね。私も、いくつか思いついたけど、どれがあなたの感じたことに近いのかな？」	発言がなく、発言を促したいとき
「皆さん、考え込んでいますが、何か気になっていることがありそうですね？　そうであれば、まずはそこから考えてみましょうか？」	発言がなく、発言を促したいとき
「私がはじめて実習に行ったとき、実はこんなことがありました」	発言がなく、発言を促したいとき
「あなたの言いたいことは、こういうことなの？」	学習者が誤った言葉で、自分の考えを表現してしまったとき
「なるほど、○○ということなんですね」／「あなたの気持ちはこうだったということですね」	話の内容や相手の気持ちを確認したいとき
「私が言い換えてまとめたことは、これであっていますか？」	話の内容や相手の気持ちを確認したいとき
「迷っているのはAについてのこと？　Bについてのこと？　どっち？」	相手の意図をはっきりと確認したいとき
「話してくれてありがとう」／「みんなの前で発表してくれてありがとう」／「みんなで拍手～！」	発言があったとき、いつでも
「よくそこに気づいてくれました、さすがです！」／「なるほど、今まで私、そんなこと考えたことなかったです」	発言に対して、なるほどと感じたとき
「イメージしながら聴いてください」	グループワークに入る前、冒頭の説明で
「作業内容は、分かりますか？」	グループワークが始まらないとき
「まずは、何から取り組みますか？」	グループワークが始まらないとき
「役割は、全部でいくつありましたか？」	グループワークが始まらないとき

	ねらいと使い方のポイント	本文記述箇所	頁
	学習内容や学びの成果を確認し、定着させる。学習内容確認と学習成果確認の発問。	第1章「発問について」 3 発問の種類	27
	「看護」を強調してレスポンスすることで、学生の自尊心をくすぐる。	実践編 Recipe 2	53
	否定をしたり、ため息をついたりするのではなく、まずは承認の姿勢を示す。そうすることにより、心理的安全性が築かれる。	第2章「応答について」 2 応答と心理的安全性	34
	承認の姿勢を見せながら、提案を行うことで思考を継続させる。	第2章「応答について」 2 応答と心理的安全性	34
	記憶を辿ったり、経験を思い出させるヒントを出し発言を促す。	第2章「応答について」 3 応答の4つの要素	36
	いくつか例を示し、学習者が選択をしながら思考を進められるようにする。	第2章「応答について」 3 応答の4つの要素	37
	本題からいったん脱線することで、停滞を解消する。	第2章「応答について」 3 応答の4つの要素	37
	指導者が自己開示をすることによって、学習者に親近感を持ってもらい、発言しやすくする。	第2章「応答について」 3 応答の4つの要素	37
	言葉通りに評価するのではなく、承認の姿勢で確認を行う。	第2章「応答について」 3 応答の4つの要素	39
	話をまとめて違う言葉で言い換えて、確認する。そうすることにより、相手は「しっかりと聴いてもらえている」と感じる。	第2章「応答について」 3 応答の4つの要素	39
	言い換えた内容が正しいか、相手に確認する。	第2章「応答について」 3 応答の4つの要素	39
	不明な点を明確にして確認することにより、指導者と学習者間の認識の食い違いを防止する。	第2章「応答について」 3 応答の4つの要素	39
	返答してくれたこと、それ自体に感謝の言葉を返す。	第2章「応答について」 3 応答の4つの要素	41
	素直に認めて、褒め言葉で返す。そうすることで、学生は自己有用感を感じられる。	第2章「応答について」 3 応答の4つの要素	41
	活動内容や役割を漠然と説明するのではなく、この先の自分の姿をイメージさせる。	実践編 Recipe 5	67
	確認の発問をして、学生の背中を押してあげる。	実践編 Recipe 5	67
	確認の発問をして、学生の背中を押してあげる。	実践編 Recipe 5	67
	確認の発問をして、学生の背中を押してあげる。	実践編 Recipe 5	67

フレーズ	使う場面
「役割分担は、できましたか？」	グループワークが始まらないとき
「チーム内で、作業手順は共有できていますか？」	グループワークが始まらないとき
「私はちょっと席を外すので、皆さんだけで10分間考えてみてください」	グループワークが停滞しているとき
「では、○○さんに聞いてみましょう」	クラスを盛り上げたいとき
「は〜（驚く）、そんなことがあったん？」	クラスを盛り上げたいとき
「なんで、そうなったん？」	クラスを盛り上げたいとき
「それは私にはないな〜、○○さんは、そんなことある？」	クラスを盛り上げたいとき
「勉強になったな〜」	クラスを盛り上げたいとき
「授業を最後まで聞いてくれてありがとう」	チームビルディングを進めたいとき、授業の終わりに
「来週もまたよろしくね」	チームビルディングを進めたいとき、授業の終わりに
「何か気になる箇所があるのですね。それは、どこですか？」	学生が、授業についてきていないと感じたとき
「今日の実習（演習）ではどのようなことをしましたか？」	実習・演習中の振り返り
「患者さんの話を聞いて、まずどう感じましたか？」／「どんなことが一番大変だと思いましたか？」	実習中の振り返り。発言が出てこないとき
「患者さんはどんなことを言っていましたか？」／「どんなふうに怒っていましたか？」	実習中の振り返り。情報がたくさんあり、整理したいとき
「具体的に言うとどうなりますか？」／「患者さんは具体的にどんなことを言っていましたか？」	実習中の振り返り。考えるべきポイントが絞られてきたとき
「なんでそう考えたのか聞かせてください」／「患者さんはなんでそんなことを言っていたと思いますか？」	実習中の振り返り。考えるべきポイントが絞られてきたとき
「それは大変だったね」	実習中の振り返りなど、学生が自分の思いを打ち明けてくれたとき

	ねらいと使い方のポイント	本文記述箇所	頁
	確認の発問をして、学生の背中を押してあげる。	実践編 Recipe5	68
	確認の発問をして、学生の背中を押してあげる。	実践編 Recipe 5	68
	学習者にその場を任せてしまい、自由に話せる雰囲気をつくる。	第2章「応答について」 3 応答の4つの要素	37
	個人を指名することで、授業への参加を促す。	実践編 Recipe 3	57
	リアクションをして盛り上げる。アクティブリスニング。	実践編 Recipe 3	57
	核心にせまり、授業を深めていく。	実践編 Recipe 3	58
	周りの人を巻き込み、参加させる。輪を広げていく。	実践編 Recipe 3	58
	感謝して、よい気分になってもらう。	実践編 Recipe 3	58
	「何か助けになったのかな、いいことをしたのかな」と思ってもらい、次も助けてあげようという気持ちにさせる。	実践編 Recipe 3	60
	頼まれたらイヤとは言えない人間の心理をくすぐる。	実践編 Recipe 3	60
	予定している授業を少し脱線して、学生の側に寄ってみる。前向きな脱線。	実践編 Recipe 4	65
	今日1日で起こった、さまざまなことを思い出してもらう。まず考えをどんどん出してもらい、思考を広げていくことが重要。活動想起の発問。	第1章「発問について」 3 発問の種類	24
	なかなか発言が出ないときは、「まず」や「一番」という言葉で思考を焦点化し、言葉にしやすくする。思考限定の発問。	第1章「発問について」 3 発問の種類	24
	「どのように」の部分を問うことで、情報の整理を促す。情報整理を通じて、考えるべきポイントに徐々に近づけていく。情報整理の発問。	第1章「発問について」 3 発問の種類	25
	具体的に考えることで、思考を再度発散させる。内容具体化の発問。	第1章「発問について」 3 発問の種類	25
	根拠を考えることで、さらに思考を深めてもらう。また、根拠（エビデンス）に基づく思考や行動の大切さを知ってもらう。根拠確認の発問。	第1章「発問について」 3 発問の種類	25
	学生の気持ちに寄り添った一言を返すことで、自己肯定感を高める。	第2章「応答について」 3 応答の4つの要素	41

フレーズ	使う場面
「なぜ、それが知りたいの?」	すぐに答えを欲しがる学生に対して
「それでは結局、私たちは、どうすればいいのかなあ……」	視野が狭く、自分の考えに固執している学生に対して
「すごい! そこに着目したところが素晴らしい! それって当たり前だと思っていたけど、案外分かってなかったかも。それさ、わたしも知りたいから、調べてレポートにして教えて!」	レポートの作成が苦手な学生に対して。レポートで教員が望む正解を書こうとしている学生に対して
「もっとレベルを上げていいんじゃない? 今のあなただったらできると思うけど」/「結構その目標レベル高いかも。今日1日で達成できそう?」	実習目標の設定、実習計画の作成がうまくいかない学生に対して
「そうきたか、斬新!」	学生や新人に、ミスの振り返りをしてもらうとき
「確認を省いた理由は何ですか?」	学生や新人に、ミスの振り返りをしてもらうとき
「今日も1日お疲れ様でした。では、今日の実習を振り返りましょう。今日起こったことで、最初に頭に思い浮かぶのは、どの出来事ですか?」	カンファレンスのテーマがなかなか決まらないとき。急いでテーマを決めなければいけないとき
「プロはどんなふうにしていますか?」	カンファレンスで臨床指導者の協力を得たいとき
「何でこのテーマを入れたかというとね、実は先生も学生時代にこの疑問にぶつかったんだけど、まだ答えが出ないの。でもこれは、すごく大事な問題で、この問題を無下にせずに悩み続けることこそが、看護師が一生かけて取り組む課題ではないかと、最近はそう思うようになったの」	カンファレンスで、すぐに答えを出そうとする学生に対して
「お帰りなさい。今日一日どうだった?」/「それは、なかなか大変だったね」/「家に帰ってご飯を食べてエネルギーチャージだね。食べられそう? 糖分はしっかりとっておくんだよ」	その日の実習が終わり、帰って来たとき

ねらいと使い方のポイント	本文記述箇所	頁
答えを欲しがるくせをなくし、考えることから逃げないようにする。	実践編 Recipe 9	93
一緒に悩み意見を交換することにより、学生の視野を意図的に広げる。	実践編 Recipe 11	104
教員自身の興味でもあると反応し、それは多くの人が知りたいことであると思わせる。学生の「知りたい」「調べてみよう」の気持ちを喚起させる。	実践編 Recipe 9	93
到達目標を再確認させるとともに、自分自身の能力を客観的にアセスメントさせる。	実践編 Recipe 9	94
反射的に怒りを返さず、まずはこの呪文を唱えて目の前の事象を受け止めるよう自身を仕向ける。アンガーマネジメント。	実践編 Recipe10	98
確認を怠ったことを責めるのではなく、焦点を「人」から、「事柄」「理由」「気持ち」「目的」へ移行する。You メッセージの回避。	実践編 Recipe 10	99
一番に思い浮かんだ印象的なシーンから、カンファレンスのテーマを掘りあてる。	実践編 Recipe 12	110
臨床指導者も巻き込み、実践的な看護師の思考や物事の捉え方を教えてもらう。	実践編 Recipe 12	111
看護にはすぐに答えが出せない問題があり、それは看護師であり、教員である自分も同じだということを伝える。そうすることにより、安易に答えを求めず、学び続ける姿勢の大切さを知ってもらう。	実践編 Recipe 12	108
親子の間で交わされるような、何気ない会話で労る。終始そばについて助言したり、代わりにやってあげることはできないので、戻って来られる場所になる。	実践編 Recipe 13	118

テクニック編

テクニック	使う場面
わたし紹介	授業開き
アンチ学生を味方につける	授業開き
レポートの返却は、花丸とショートメッセージでデコレーションする	レポートの評価・採点
個人または数名を主役にする	レポート提出後の授業
「看護」を強調したレスポンスを行う	レポート提出後の授業
アクティブリスニング・積極的な傾聴	クラスを盛り上げたいとき
盛り上げるのではなく、盛り上げてもらう。対話的に接する	クラスを盛り上げたいとき
アイスブレイクを授業内容に関連したものにする。（例）4コマ自己紹介	クラスを盛り上げたいとき
まずは、答えやすい問いでリズムをつくる	クラスを盛り上げたいとき
意図しない返答があったとしても、いったんすべて受け止める	クラスを盛り上げたいとき
前向きな脱線	クラスを盛り上げたいとき
行動が現れるまで待つ	グループワークが始まらないとき
いったん席を外し、学生だけの空間をつくる	グループワークが始まらないとき
指示内容を客観的に見直す	グループワークが始まらないとき

	ねらいと使い方のポイント	本文記述箇所	頁
	事務的な自己紹介でなく、自己開示により教員自身に興味を持ってもらう。	実践編 Recipe 1	48
	扱いが難しい学生であっても、クラスの中でパワーを持つ学生を見極めて、味方になってもらう。	実践編 Recipe 1	49
	評価できる箇所には花丸を付けて、短くてもよいのでメッセージを添える。時間がなく目を通しきれないときもこれだけは行うようにする。	実践編 Recipe 2	52
	提出後の授業では、レポートの内容について触れる。そのとき、個人または数名のことを取り上げ（名前は出しても出さなくてもよい）、授業の主役になってもらう。	実践編 Recipe 2	53
	「よい看護」「看護の難しさ」など、「看護」を強調したレスポンスを行い、自覚と向上心を持ってもらう。	実践編 Recipe 2	53
	応答にジェスチャーを加えてみる。頭と耳だけで聴かずに、身体全体と心で聴くようにする。	実践編 Recipe 3	58
	自分1人でどうにかしようとせずに、学生と対話的に（フラットな関係で）接して、学生に盛り上げてもらう。	実践編 Recipe 3 Column「対話について」	59 61
	たとえば自己紹介のときに、自分の発熱時の最高体温やそのとき身体に起こった変化を発表してもらえば、その内容を授業に生かすことができる。	実践編 Recipe 4	62
	教科書や授業プリントを見れば答えられる簡単な問いから始めて、場を温める。	実践編 Recipe 4	64
	まずは何でも受け止め、心理的安全性が生まれやすい状況をつくる。	実践編 Recipe 4	64
	停滞を感じたら、一度本題から離れ、停滞の原因になっている学生の不安を解消する。	実践編 Recipe 4 第2章「応答について」 3 応答の4つの要素	65 37
	自分の姿をイメージさせる発問を行い、そして、焦らずにしばらく待つ。	実践編 Recipe 5	67
	思い切って席を外し、学生だけで考える状況にする。自分も冷静になれる。	実践編 Recipe 5	68
	曖昧な指示を出していたり、一度に複数の課題を伝えていたり、学生を迷わせるような発問をしていないか点検する。	実践編 Recipe 5 表6「学生を迷子にさせる指示」	69

テクニック	使う場面
指示をわざと分かりにくくしていることを事前に伝え、学生の挑戦心をかき立てる	グループワークが始まらないとき
余白を残した指示にする	グループワークが始まらないとき
患者の気持ちを考えることの難しさを理解させる	ロールプレイを使った演習
学生にたくさんの「ハッとする気づき」を経験させる	ロールプレイを使った演習
グランドルールには制限よりも、好ましい行動を入れる	集中力やまとまりを欠いているとき
活動の所々で発問を行い、意図的に考える時間をもたせる	集中力やまとまりを欠いているとき
学生同士で「問う・答える」を行う時間を設ける	マンネリを感じたとき
学生から教員への質問＆発問タイムを設ける	マンネリを感じたとき
その学習が自分の利益になることを、学生に分かってもらうように発問する	実習中にレポート課題を出すとき
実習目標は「○○をすることができる」ではなく、「△△のために、○○をすることができる」と書くように指導する	実習目標立案のとき
アンガーマネジメント	ミスの振り返りのとき
焦点を「人（あなた）」から、「事柄」「理由」「気持ち」「目的」へ移行する	ミスの振り返りのとき
よかったことも同時に振り返る	ミスの振り返りのとき
教えずに相談スタイルで問いかけて一緒に悩む	視野が狭い学生への対応
陳腐と思えるテーマが出てきても、まずはいったん受け入れる。絶対に否定しない	カンファレンスのテーマが決まらないとき

	ねらいと使い方のポイント	本文記述箇所	頁
	わざと分かりにくい問い方をしている場合は、あえてそうしていることを伝えて、学生のやる気を引き出す。	実践編 Recipe 5	70
	最低限の条件だけを伝え、その条件を満たせばあとはグループの発想に任せるようにする。	実践編 Recipe 5	70
	「患者さんの気持ちになりなさい」ではなく、患者の気持ちを真に理解することは、とても難しいことを知ってもらう。	実践編 Recipe 6	71
	体験することでしか気づけない経験ができるように、内容を考える。たとえば、患者が感じている羞恥心など。	実践編 Recipe 6	73
	「○○してはいけません」ではなく、「○○するようにしましょう」のようにポジティブに伝える。	実践編 Recipe 7	77
	人間は問われると考える生き物。ときどき発問を行い、頭をリセットする。	実践編 Recipe 7	78
	ピア・ラーニングを取り入れ、教員（発問者）、学生（回答者）の関係を崩してみる。	実践編 Recipe 8	83
	教員（発問者）、学生（回答者）の関係を逆転させてみる。「余興的スペシャルday」のような使い方もできる。	実践編 Recipe 8	87
	やらされている感を感じていると、レポートは進まない。その学習が、将来の利益となることを理解してもらう。	実践編 Recipe 9	92
	実習に向かう自分と向き合い、実習でどんな利益が得られるのかを考えてもらうようにする。	実践編 Recipe 9	94
	反射的に言い返す・にらむなどの行為を、他の行為に置き換える。「そうきたか、斬新！」と受け止め、気持ちを怒りとは違う方向に向かわせる。	実践編 Recipe 10	97
	「あなたを評価しています」というニュアンスを減らす。人に焦点が当たっていると、責めているつもりはなくても、相手は責められていると感じてしまう。	実践編 Recipe 10	99
	セルフ・コンパッションを高め、自分も相手も受け入れられるようにする。	実践編 Recipe 10	100
	視野の狭さを感じたら、無理に広げようとせず、まずは一緒に悩んでみる。そして別の世界があることに、徐々に気づいてもらう。	実践編 Recipe 11	104
	ポジティブに反応すれば、次につながる。否定してしまうと、それで終わってしまう。	実践編 Recipe 12	109

テクニック	使う場面
今日の1番を皆でシェアして、そこからテーマを見つける	カンファレンスのテーマが決まらないとき
学生が何に「怯えている」のかを探る	実習中の支援
指導者と情報を共有し、連携を図る	実習中の支援
学生のセルフ・コンパッションを高める	実習中の支援
学生が、いつも見守られていると感じられるように接する。帰って来る居場所になる	実習中の支援

	ねらいと使い方のポイント	本文記述箇所	頁
	誰かを指名し、今日あった出来事で、最初に頭に浮かんだことを発表してもらう。そこからテーマを掘り起こす。	実践編 Recipe 12	110
	初めての環境、慣れない環境で何に怯えているのかを探る。原因は、知らないから、そう思い込んでいるからであることが多い。	実践編 Recipe 13	114
	指導者には、学生に行ったオリエンテーションの内容を伝え、学生に対する関わり方の方向性を共有する。教員、指導者の双方にとって有益。	実践編 Recipe 13	116
	うまくできない自分、失敗した自分を労り、完璧でない自分を認められるようする。	実践編 Recipe 13	117
	実習中、常に付き添って助けたり、代わりにやってあげることはできない。なので、見守る姿勢で、学生が帰って来る場所になることを心がける。	実践編 Recipe 13	118

締め括りのメッセージ

高橋聖子

　私が基礎看護教育に携わるようになり、最初にぶつかった壁は「待つ」ことです。

　臨床現場では、「今日も一日、無事に終わってよかった……」と、勤務の終わりに胸をなでおろす日々の連続です。心身ともに疲れ果てて帰途につくわけですが、それでも次の日、またベッドサイドに向かえるのは、「それを上回る何か」を得ることができるからだと思います。「それを上回る何か」に思いを巡らせてみると、きっとそれは、患者さんやご家族、また、医療チームの仲間たちからの「ありがとう」の言葉と、私に向けられる笑顔なのだと思います。

　患者さんやご家族の望みを、せいぜい１つか２つしか叶えることができていない。それにもかかわらず、皆さんはいつも「ありがとう」を、私にくださいます。へとへとになっても、白衣を着ることを選ばせる「何か」とは、嬉しい知らせであれ、悪い知らせであれ、その瞬間瞬間に返ってくる、相手からの反応＝レスポンスではないでしょうか。

　一方、教育では、どうでしょう。

学生が看護師になり、臨床の最前線で活躍する。つまり、結果が出るのはずっと先のことです。看護教育に携わるようになった私は、すぐに結果を求めてしまうがあまり、学生を「信じて待つ」ことができませんでした。そして、すぐに結果を求めたのは、自分の正しさを証明したかったからです。当時の私は、「正しく」あらねばならないと自身を縛り、追い込んでいました。

　教育における「正しさ」はもちろん必要です。しかし、その「正しさ」のベクトルは、どこに向くべきなのでしょうか。芽吹いたばかりの学生に、すぐに咲きなさいと肥料を与えることが、果たして正しいことなのでしょうか。皆違うスピードで育ち、そのとき必要なのは水なのか、肥料なのか、欲するものもタイミングも違います。その過程を見守り、育て、助けることが私たちの使命であり、将来どんな花を咲かせるのか期待すること、すなわち「信じて待つ」ことが大切なのではないでしょうか。

　冒頭で、看護教員になり最初にぶつかった壁が「待つ」ことだと述べ

ましたが、学生たちと関わるなか
で、次第に自分の役割に気づくこと
ができました。学生たちは、私たち
に「正しさ」を求めているのではな
く、ジャンプして、万が一落ちても
ケガをすることのない「セーフ
ティーネット」であること求めてい
るのだと。ですから、「セーフ
ティーネット」になって、何度も、
何度もジャンプをさせ、いろんな方
向に転ばせてあげながら、目標に向
かって高く跳べるように受け止めて
ください。

　私がいつも心がけていることは、
学生の「跳びたい」を後押しするこ
とです。誰もが跳びたいと思ってい
ます。でも、うまく跳ぶことができ
ないのは、跳び方しか教えていない
からです。跳び上がるときの興奮
と、跳び上がったあとの景色の感動
を伝えてください。そして一緒に興
奮して、一緒に感動してください。
これは、看護師の得意とする「ペー
シング」です。決して難しいことで
はありません。難しくしているのは
自分自身です。自分自身の正しさに
「囚われ」ているからです。

　この本は、皆さんが実践している
教育の正しさを問うているわけでは
ありません。「皆さんはどんな教育
をしたいですか？　よかったら私た
ちを参考にしてください」と、投げ
かけている（発問している）本です。
「本当に、これでいいのかな？」と
思い、ふと足が止まったとき、目次
を開いてみてください。「囚われ」
から抜け出すレシピがたくさん詰
まっています。きっとヒントになる
レシピが見つかるはずです。まずは
オリジナルから試してみてくださ
い。そして、一緒にどんどんレシピ
を増やしていきましょう。あ～、そ
う考えると、ワクワクが止まりませ
ん！　読者の皆さん、どなたも最高
です！

「可能性を信じて待つプロフェッ
ショナル」内藤知佐子先生、「ポジ
ティブフィードバックの達人」高橋
平徳先生、「ファシリテーションの
お手本」金子力丸さん。

　出会えたことに感謝いたします。

　この本の誕生のきっかけは、「発問が難しい、上手くいかない」と悩む
看護教員や指導者らから寄せられた声でした。問いを投げかけても、学生
が固まる、そして教員や指導者自身も固まる……。ああ、この凍り付いた
空気をどうしたら改善できるのか。

「発問」というキーワードを前にしたとき、パッと思い浮かんだ二人の顔
がありました。それが、高橋平徳先生と高橋聖子先生です。高橋平徳先生
とは、医学書院から出版された『看護教育実践シリーズ5 体験学習の展
開』という拙著のなかで、初めてお会いしました。そして2019年の夏、
京都で開催された第29回日本看護学教育学会の交流セッション「体験学
習を深める効果的な〈発問〉のコツ」でも、ご一緒させていただきまし
た。片上貴久美先生や山下奈緒子先生、中村五月先生も交えて、寸劇やペ
アワークを織り交ぜながら運営したセッションは、大盛況で、立ち見や会
場に入りきらない参加者が廊下まで溢れていました。「発問」に対する
ニーズの高さを感じた瞬間でもありました。

　看護を豊かにするためには、他の学問の力を借りる必要がある――これ
が私の信条です。ここはぜひ、教育の専門家である高橋平徳先生から、ど
のようにすると発問がうまくいくのか、教育学の視点から示唆を得たいと
考え、共著をお願いすることにしました。

　高橋聖子先生とは、阿部幸恵先生のシミュレーション研修に同行させて
いただいていた頃に、ファシリテーターとして出会いました。二枚目なの
に、やることは三枚目、それでいて愛があって、いつだって学習者のこと
を考えている。お会いして一瞬で、私は「聖子ちゃん」のファンになりま
した。どちらかというと、私は人見知りなのですが、そんな壁も初対面で
バッコーンと砕いてくれる、そんな素敵な人です。

　私のもう一つの信条に、現場で頑張っている先生の実践を知ってほしい
――があります。私自身、今に至るのは、京大病院時代の恩師である、任
和子先生や秋山智弥先生のお蔭だと感謝しています。というのも、無名
だった私が、さまざまな執筆や講演の機会をお二人からいただいたこと

で、世に出ることになったからです。この循環を次につないでいくこと、それが私の使命だと感じています。

　そんななかで、執筆をご一緒したいと頭に浮かんだのが、どんな学生もヒーローにしてクラスを盛り上げてしまう聖子先生でした。聖子先生のすごいところは、決して学生の責任にしないところです。どんなに頓珍漢な答えが返ってきても、「なるほど〜」で受け止めて、次につながるように応答します。このアドリブ力、どうやったら習得できるのか。聖子先生の思考と実践を見える化できれば、看護教員全員の発問力が上がるに違いない、そう確信しました。

　3人のスキルの見える化、テキスト化に向けて編集会議がスタートしたのは、2020年11月のことです。コロナ禍となり、代替実習の対応で大変なときでした。あれから丸二年。計22回の会議を経て、ようやく出版に漕ぎつけました。

　会議は神回の連続でした。聖子先生の実践を平徳先生が学問的に読み解き、対話を通して新たな気づきが生まれていく。そして、会議を重ねるなかで得られた、私たちの最大の気づきは、「発問だけでは上手くいかない」ということでした。発問に対して寄せられる学生からのメッセージに対して、真摯に応答することで初めて発問が成り立つということです。

　それは、学生も教員も指導者も、ともに学ぶという同じ土俵に立ち、相手を敬い、互いの発言に感謝をして受け止める、人として当たり前のことを当たり前にすることの大切さに、気づかされた瞬間でもありました。

　本書は、数多くの実践例をもとに、帰納的アプローチで完成した一冊です。すべての看護教員、そして指導者の皆さまにとって、心強いバイブルになると信じています。

　最後に、私たちを温かくサポートしてくださった編集担当の金子力丸さんに、心より感謝いたします。

2023年1月

内藤知佐子

著者紹介

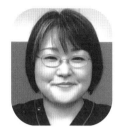

内藤知佐子 [ないとう・ちさこ]

愛媛大学医学部附属病院総合臨床研修センター助教。
2008年新潟県立看護大学大学院看護学修士課程修了。
同年より京都大学医学部附属病院看護部管理室にて教育
担当。2010年より同病院内の総合臨床教育・研修セン
ターにて助教。2020年京都大学大学院医学研究科にて
研究員。2022年より現職。教育の魅力を後進に伝える、
"愛のある学びの循環"を図る指導を心掛けている。
著書に『シミュレーション教育の効果を高める ファシリ
テーター Skills & Tips』(医学書院)、『学生・新人看護師
の目の色が変わる アイスブレイク30』(医学書院)、
『「教える」に悩むナースを応援する指導力向上ブック プ
リセプターからクリニカルコーチへ』(メディカ出版)
などがある。

高橋聖子 [たかはし・せいこ]

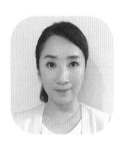

折尾愛真高等学校看護専攻科教諭。公認心理師。
1991年折尾女学園看護専攻科(現折尾愛真高等学校)
卒業。姫路聖マリア病院勤務。同病院シミュレーション
教育担当責任者。兵庫県看護協会シミュレーショント
レーナー育成コース講師、シミュレーション教育セミ
ナーファシリテーター、日総研セミナー講師など多数の
研修・教育活動に携わる。2013年より現職。
著書に『臨床実践力を育てる! 看護のためのシミュレー
ション教育』(医学書院、分担執筆)などがある。

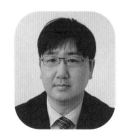

高橋平徳 [たかはし・よしのり]

愛媛大学教育・学生支援機構教職総合センター准教授。
専門は生涯学習論、経験学習論、教員養成、組織論(人
的資源管理)。修士(教育学)、博士(経営学)。
2011年千葉大学大学院看護学研究科特任助教、2014年
札幌医科大学医療人育成センター教育開発研究部門特任
助教を経て2015年より愛媛大学教育・学生支援機構教
職総合センター講師。2020年より現職。千葉大学、札
幌医科大学では、学部学科間を越えた専門職連携教育
(IPE)を担当。
医療教育に関する著書に、松尾睦編『医療プロフェッ
ショナルの経験学習』(同文舘出版)、高橋平徳・内藤知
佐子編『看護教育実践シリーズ5 体験学習の展開』
(医学書院)などがある。

さくいん

ま行

ら行

わ行